Švieži ir skanūs 2023

Daugiau nei 100 originalių receptų skanioms ir sveikoms salotoms

Rasa Petrauskaitė

Turinys

Kreminės traškios salotos 9

Bistro šoninės salotos 11

Tuno salotos karyje 13

Spanguolių špinatų salotos 15

Bermudų špinatų salotos 17

Špinatų ir grybų salotos 19

Vytintų špinatų salotos 21

Šiltos salotos iš Briuselio kopūstų, šoninės ir špinatų 23

Brokolių salotos 25

Derliaus salotos 27

Žaliosios žiemos salotos 29

Mocarelos pomidorų salotos 31

BLT salotos 33

Gražios salotos 35

Migdolų ir mandarinų salotos 37

Tuno ir mandarinų salotos 39

Makaronų ir tuno salotos 41

Azijietiškos salotos 43

Azijietiškos vištienos makaronų salotos 45

Cobb salotos 47

Rukolos ir šoninės kukurūzų salotų receptas 49

Juodųjų žirnių salotų receptas 51

Rukolos salotų su burokėliais ir ožkos sūriu receptas 53

Azijietiškų kopūstų salotų receptas 55

Azijietiškų makaronų salotų receptas 57

Šparagų ir artišokų salotų receptas 59

Šparagų salotų su krevetėmis receptas 61

Mėlynių ir persikų vaisių salotų su čiobreliais receptas 63

Brokolių salotų receptas 65

Brokolių salotos su spanguolių apelsinų padažu Receptas 67

Avokadų salotos su paveldimais pomidorais 69

Kardamono ir citrusinių vaisių salotų receptas 71

Kaparėlių ir kukurūzų salotų receptas 73

Salierų šaknų salotos 75

Fetos salotos iš vyšninių pomidorų ir agurkų 77

Agurkų salotos su mėtomis ir feta receptas 79

Vyšninių pomidorų arbazo salotų receptas 81

Agurkų salotos su vynuogėmis ir migdolais receptas 83

Kvinos ir mėtų salotų receptas 85

Kuskuso su pistacijomis ir abrikosais receptas 87

Kopūstų salotų receptas 89

Šaltų žirnių salotų receptas 91

Agurkų ir jogurto salotų receptas 93

Tėčio graikiškų salotų receptas 95

Tėčio receptas bulvių salotoms 97

Endivijų salotų su graikiniais riešutais, kriaušėmis ir gorgonzola receptas 99

Pankolių salotų su mėtų vinigretu receptas 101

Pankolių, radicchio ir endivijų salotų receptas 103

Šventinių burokėlių ir citrusinių vaisių salotų su kopūstais ir pistacijomis receptas 105

Auksinių burokėlių ir granatų salotų receptas 107

Skanios kukurūzų ir juodųjų pupelių salotos ... 109

Traškus brokolių desertas ... 111

Bistro stiliaus salotos ... 113

Vištienos satay sveikesnės sveikos salotos Sammies ... 115

Kleopatros vištienos salotos ... 117

Tailandietiškos-vietnamietiškos salotos ... 119

Kalėdinės Cobb salotos ... 121

Žaliųjų bulvių salotos ... 124

Skrudintų kukurūzų salotos ... 127

Kopūstų ir vynuogių salotos ... 129

Citrusinių vaisių salotos ... 131

Vaisių ir salotų salotos ... 133

Obuolių ir salotų salotos ... 135

Pupelių ir pipirų salotos ... 137

Morkų ir datulių salotos ... 139

Kreminis pipirų salotų padažas ... 140

Havajų salotos ... 142

Skrudintų kukurūzų salotos ... 144

Kopūstų ir vynuogių salotos ... 146

Citrusinių vaisių salotos ... 148

Vaisių ir salotų salotos ... 150

Kario vištienos salotos ... 152

Braškių špinatų salotos ... 154

Saldžios restorano salotos ... 156

Klasikinės makaronų salotos ... 158

Rokforo kriaušių salotos ... 160

Barbės tuno salotos ... 162

Šventinės vištienos salotos 164
Meksikos pupelių salotos 166
Makaronų salotos su šonine 168
Raudonųjų bulvių salotos 170
Juodųjų pupelių ir kuskuso salotos 172
Graikiškos vištienos salotos 174
Fantastiškos vištienos salotos 176
Vaisių kario vištienos salotos 178
Nuostabios vištienos kario salotos 180
Aštrios morkų salotos 182
Azijos obuolių salotos 184
Cukinijų ir orzo salotos 186
Vandens rėžiukų vaisių salotos 188
Cezario salotos 190
Vištienos mango salotos 192
Apelsinų salotos su mocarela 194
Trijų pupelių salotos 196
Miso tofu salotos 198
Japoniškų ridikėlių salotos 200
Pietvakarių Kobas 202
Makaronai Caprese 204
Rūkyto upėtakio salotos 206
Kiaušinių salotos su pupelėmis 208
Ambrosijos salotos 209
Pleištinės salotos 211
Ispaniškos pimiento salotos 213
Mimozos salotos 215

Klasikinis Valdorfas 217

Kreminės traškios salotos

Ingridientai

Puodelis majonezo

2 šaukštai. obuolių sidro actas

1 arbatinis šaukštelis kmynų sėklų

1 pjaustyto kopūsto galva

2 laiškiniai svogūnai, susmulkinti

2 žalieji obuoliai, supjaustyti griežinėliais

1 puodelis šoninės

Druska ir pipirai, pagal skonį

metodas

Majonezą reikia sumaišyti su kmynais ir obuolių sidro actu. Gerai išmaišius, mišinį sumaišyti su smulkiai pjaustytais kopūstais, svogūnais, žaliais obuoliais ir virta šonine. Dabar gerai išmaišykite ingredientus, tada pagal skonį pagardinkite, jei reikia, įberkite druskos ir pipirų pagal skonį ir palikite šiek tiek prieš patiekiant.

Mėgautis!!

Bistro šoninės salotos

Ingridientai

1 puodelis šoninės

2 šaukštai. obuolių sidro actas

1 arbatinis šaukštelis Dižono garstyčių

Alyvuogių aliejus

1 krūva mesclun linkėjimų

Druska ir pipirai, pagal skonį

1 kiaušinis, iškeptas

metodas

Iš pradžių šoninė apkepama, o tada kepta šoninė susmulkinama. Dabar dubenyje sumaišykite sidrą, dižono garstyčias, alyvuogių aliejų, druską ir pipirus. Tinkamai sumaišę visus šiuos ingredientus, sumaišykite šį mišinį su mesclun žalumynais. Tada salotas apibarstykite kapota šonine ir plaktais kiaušiniais.

Mėgautis!!

Tuno salotos karyje

Ingridientai

1 arbatinis šaukštelis kario miltelių

Daržovių aliejus

½ puodelio majonezo

Žaliųjų citrinų sultys

Skardinė tuno

2 raudonuosius svogūnus supjaustykite griežinėliais

1 ryšelis kalendros

10-12 auksinių razinų

Druska ir pipirai, pagal skonį

metodas

Paskrudinkite kario miltelius augaliniame aliejuje ir palikite atvėsti. Dabar į dubenį sudėkite majonezą, laimo sultis, druską ir pipirus ir gerai išmaišykite.

Dabar paimkite keptus miltelius ir šį mišinį ir sumaišykite su konservuotu tunu, kalendra, raudonuoju svogūnu ir razinomis. Juos gerai išmaišykite, tada patiekite skanias, įdomias salotas.

Mėgautis!!

Spanguolių špinatų salotos

Ingridientai

½ puodelio sviesto

Mažiau nei puodelis migdolų, blanširuotų

Pusė kilogramo špinatų, supjaustytų gabalėliais

Puodelis džiovintų spanguolių

1 arbatinis šaukštelis sezamo sėklų, skrudintų

1 arbatinis šaukštelis aguonų

1/2 stiklinės baltojo cukraus

1 svogūnas, susmulkintas

1 arbatinis šaukštelis paprika

Apie 1/2 puodelio baltojo vyno acto

obuolių sidro actas

1/2 puodelio augalinio aliejaus

metodas

Paimkite keptuvę ir ant silpnos ugnies aliejuje ištirpinkite sviestą, tada įmaišykite migdolus ir paskrudinkite. O kai apskrus, leiskite šiek tiek atvėsti.

Dabar paimkite kitą vidutinio dydžio dubenį, sumaišykite sezamo sėklas, aguonas, cukrų, svogūną su baltojo vyno actu, obuolių sidru ir aliejumi. Tada sumaišykite mišinį su špinatais ir galiausiai sudėkite į dubenį su keptais migdolais ir džiovintomis spanguolėmis. Tada salotos yra paruoštos patiekti.

Mėgautis!!

Bermudų špinatų salotos

Ingridientai

5-6 kiaušiniai

1/2 kilogramo šoninės

Apie du kilogramus špinatų, smulkiai pjaustytų

3 skrebučiai

1 puodelis grybų

1 svogūnas

Puodelis baltojo cukraus

Daržovių aliejus

1 arbatinis šaukštelis maltų juodųjų pipirų

Salierų sėklos

1 arbatinis šaukštelis Dižono garstyčių

metodas

Įdėkite kiaušinius į keptuvę ir visiškai uždenkite keptuvę šaltu vandeniu, tada užvirinkite vandenį, leiskite kiaušiniui nusistovėti vandenyje, tada atidėkite keptuvę į šalį ir atvėsinkite. Kai kiaušiniai atvės, nulupkite juos ir supjaustykite. Dabar sudėkite šoninę į keptuvę ir kepkite, kol paruduos. Išvirus juos nusausinkite. Dabar paimkite likusius ingredientus ir gerai išmaišykite. Gerai išmaišius, salotos yra paruoštos patiekti.

Mėgautis!!

Špinatų ir grybų salotos

Ingridientai

1 svaras šoninės, supjaustytos

3 kiaušiniai

1 arbatinis šaukštelis baltojo cukraus

2-3 šaukštai. nuo vandens

2 šaukštai. obuolių sidro actas

Kilogramas špinatų

Druska

Apie pusę kilogramo grybų, supjaustytų griežinėliais

metodas

Paimkite didelę keptuvę ir ant vidutinės ugnies aliejuje apkepkite šoninės griežinėlius. Kai šoninė paruduos, sutrupinkite ir atidėkite į šalį, kartu palikdami šoninės riebalus. Dabar įmuškite kiaušinius į keptuvę ir užpilkite vandeniu, tada užvirinkite vandenį. Po to kiaušinius išimkite ir atvėsinkite, tada nulupkite ir supjaustykite žiedais. Dabar supilkite cukrų, vandenį, actą ir druską į keptuvę su šoninės riebalais ir gerai įkaitinkite. Dabar sudėkite visus ingredientus su špinatais į didelį dubenį, sumaišykite juos ir skanios salotos paruoštos patiekti.

Mėgautis!!

Vytintų špinatų salotos

Ingridientai

3 kiaušiniai

Kilogramas šoninės, supjaustytos

Špinatų krūva nuvalyta ir išdžiovinta

Apie puodelį cukraus

1/2 puodelio baltojo acto

Puodelis raudonojo vyno acto

3 žali svogūnai

metodas

Kiaušinius įmuškite į keptuvę ir užpilkite pakankamai šaltu vandeniu, tada užvirinkite vandenį, uždengdami keptuvę. Kai kiaušiniai iškeps, atidėkite juos atvėsti, tada nulupkite ir supjaustykite griežinėliais arba griežinėliais. Dabar išimkite šoninę į keptuvę ir kepkite ant mažos ugnies. Kai šoninė apskrus, perkelkite į didelį dubenį su špinatais ir svogūnais. Šoninės riebalus ir kitus ingredientus supilkite į dubenį, gerai išmaišykite ir salotos paruoštos patiekti.

Mėgautis!!

Šiltos salotos iš Briuselio kopūstų, šoninės ir špinatų

Ingridientai

6-7 riekelės šoninės

2 puodeliai Briuselio kopūstų

1 arbatinis šaukštelis kmynų sėklų

2 šaukštai. Daržovių aliejus

2 šaukštai. Baltojo vyno actas

1/2 svaro špinatų, susmulkintų, nuplautų ir išdžiovintų

metodas

Šoninę sudėkite į keptuvę ir kepkite ant vidutinės ugnies, kol šoninė taps auksinės spalvos. Kai iškeps, sutrupinkite juos ir atidėkite į šalį. Dabar daigus reikia troškinti, kol jie suminkštės. Į keptuvėje likusius lašinių riebalus suberkite daigus su kmynais ir maišykite minutę ar dvi, kol suminkštės. Dabar sudėkite visus ingredientus kartu su šonine ir špinatais į dubenį ir gerai išmaišykite. Gerai išmaišius skanios salotos yra paruoštos patiekti.

Mėgautis!!

Brokolių salotos

Ingridientai

1 puodelis neriebaus majonezo

2 šviežių brokolių galvutės, supjaustytos gabalėliais

1/2 puodelio raudonojo svogūno, smulkiai supjaustyto

1/2 puodelio razinų

2 šaukštai. Baltojo vyno actas

1 arbatinis šaukštelis baltojo cukraus 1 puodelis saulėgrąžų

metodas

Šoninę sumeskite į keptuvę ir kepkite ant vidutinės ugnies iki auksinės rudos spalvos. Tada nusausinkite šoninę ir atidėkite į šalį. Dabar sudėkite visus ingredientus į dubenį kartu su virta šonine ir gerai išmaišykite. Kai jie susimaišys, valandą ar dvi atvėsinkite šaldytuve ir patiekite atšaldytą.

Mėgautis!!

Derliaus salotos

Ingridientai

1/2 puodelio kapotų graikinių riešutų

1 ryšelis špinatų, išvalyti ir supjaustyti gabalėliais

1/2 puodelio spanguolių

1/2 puodelio mėlynojo pelėsinio sūrio, susmulkinto arba susmulkinto

2 pomidorai, be kauliukų ir supjaustyti

1 avokadas, nuluptas ir supjaustytas kubeliais

2 šaukštai. Juodojo vyno actas

2 šaukštai. Raudonųjų aviečių uogienė

1 puodelis graikinių riešutų aliejaus

Druska ir juodieji pipirai, pagal skonį

metodas

Įkaitinkite orkaitę iki 190 laipsnių, išdėliokite graikinius riešutus į skardą ir skrudinkite iki auksinės rudos spalvos. Dabar paimkite dubenį ir sumaišykite špinatus, graikinius riešutus, spanguoles, raudonąjį svogūną, avokadą, mėlynąjį sūrį ir pomidorus. Kai gerai išmaišys, paimkite kitą nedidelį indelį ir sumaišykite uogienę, graikinių riešutų aliejų, pipirus ir druską bei actą. Dabar supilkite šį mišinį į salotas ir gerai išmaišykite. Prieš patiekdami atvėsinkite valandą ar dvi.

Mėgautis!!

Žaliosios žiemos salotos

Ingridientai

1 ryšelis susmulkintų žalumynų

1 krūva susmulkintų kopūstų lapų

1 romėnų salotos, supjaustytos

1 raudonojo kopūsto galva

1 kriaušė

1 bermudų svogūnas

1 avokadas, nuluptas ir supjaustytas kubeliais

2 morkos, sutarkuotos

2-3 šaukštai. Razinos

Alyvuogių aliejus

Actas

1 arbatinis šaukštelis medaus

1 arbatinis šaukštelis raudonėlio

1 arbatinis šaukštelis Dižono garstyčių

1 skiltelė česnako, susmulkinta

Pipirų žirneliai

metodas

Paimkite didelį dubenį ir sumaišykite lapelius, lapinius kopūstus ir tarkuotas morkas su kopūstais, graikiniais riešutais, pomidorais ir razinomis ir sumaišykite. Dabar paimkite kitą nedidelį dubenį, sudėkite į jį likusius ingredientus ir gerai išmaišykite. Kai ingredientai gerai susimaišys, paimkite mišinį ir supilkite jį ant dubens su kopūstais ir apykakle ir viską gerai aptepkite. Taigi jis paruoštas tarnauti.

Mėgautis!!

Mocarelos pomidorų salotos

Ingridientai

5 pomidorai

1 puodelis mocarelos sūrio, supjaustytas

2 šaukštai. Alyvuogių aliejus

2 šaukštai. Balzamiko actas

Įberkite druskos ir pipirų pagal skonį

Švieži baziliko lapeliai, suplėšyti gabalėliais

metodas

Pomidorus ir mocarelą išdėliokite ant serviravimo indo ir dėkite pakaitomis.

Dabar reikia sumaišyti aliejų, actą, druską ir pipirus ir užpilti ant patiekalo patiekimui. Prieš patiekdami salotas pabarstykite baziliko lapeliais.

Mėgautis!!

BLT salotos

Ingridientai

1 svaras šoninės

1 puodelis majonezo

1 arbatinis šaukštelis česnako miltelių

Druska ir pipirai, pagal skonį

1 Romaine galva

2 pomidorai

2 skrebučiai

metodas

Kepkite spekus keptuvėje ant vidutinės ugnies, kol jie tolygiai apskrus, tada nusausinkite ir atidėkite. Dabar paimkite daugiafunkcinį įrenginį ir apdorokite majonezą, pieną, česnako miltelius, pipirus, kol jie taps vientisa tekstūra. Taigi salotų padažas yra paruoštas. Dabar į dubenį sudėkite salotas, virtus šoninę, pomidorus ir skrebučius, tada supilkite padažą ir tinkamai aptepkite. Prieš patiekdami atvėsinkite valandą ar dvi.

Mėgautis!!

Gražios salotos

Ingridientai

1 krūva jaunų špinatų lapų

2 raudonieji svogūnai

1 skardinė mandarinų, nusausintų

1 puodelis džiovintų spanguolių

½ puodelio fetos sūrio, susmulkinto

1 puodelis vinaigretės salotų padažo mišinio

metodas

Visus ingredientus, išskyrus salotų padažo mišinį, sudėkite į didelį dubenį ir gerai išmaišykite. Kai ingredientai gerai susimaišys, salotų dubenį apšlakstykite salotų padažu ir gražios salotos paruoštos patiekti.

Mėgautis!!

Migdolų ir mandarinų salotos

Ingridientai

1/2 kilogramo šoninės

2 arbatinius šaukštelius baltojo vyno acto

1 arbatinis šaukštelis medaus

1 arbatinis šaukštelis karštų garstyčių

1 arbatinis šaukštelis salierų druskos

1 arbatinis šaukštelis paprika

1 raudono lapo salotos

1 skardinė mandarinų, nusausintų

2 žalieji svogūnai, supjaustyti

1 puodelis migdolų, padengtų sidabru

metodas

Paimkite keptuvę ir kepkite šoninę uždengę, kol paruduos. Norėdami paruošti salotų padažą, sumaišykite medų, actą, garstyčias su salierų druska, paprika ir alyvuogių aliejumi. Dabar į dubenį sudėkite salotas, apelsinus, virtus šoninę ir sidabruotus migdolus, tada užpilkite salotų padažu ir gerai išmaišykite, kad gerai pasidengtų. Prieš patiekdami salotas palikite valandą atvėsti.

Mėgautis!!

Tuno ir mandarinų salotos

Ingridientai

Alyvuogių aliejus

1 skardinė tuno

1 pakuotė kūdikių daržovių mišinio

1 močiutės smito obuolys, nuluptas ir susmulkintas

1 skardinė mandarinų

metodas

Įkaitinkite alyvuogių aliejų ir troškinkite tuną, kol jis visiškai iškeps. Dabar paimkite dubenį ir sumaišykite žalias salotas su troškintu tunu, obuoliais ir apelsinais. Taigi, salotos paruoštos patiekti.

Mėgautis!!

Makaronų ir tuno salotos

Ingridientai

1 pakuotė makaronų

2 skardinės tuno

1 puodelis majonezo

Druska ir pipirai, pagal skonį

1 žiupsnelis česnako miltelių

1 žiupsnelis raudonėlio, džiovintas

1 svogūnas, smulkiai pjaustytas

metodas

Į puodą supilkite pasūdytą vandenį ir užvirinkite, tada suberkite makaronus ir išvirkite, išvirus nusausinkite makaronus ir atvėsinkite. Dabar sumaišykite konservuotą tuną su virtais makaronais, tada įpilkite majonezo ir gerai išmaišykite. Dabar į mišinį sudėkite likusius ingredientus ir gerai išmaišykite. Kai visi ingredientai susimaišys, palikite atvėsti maždaug valandą ar dvi. Taip skanios tuno salotos paruoštos patiekti.

Mėgautis!!

Azijietiškos salotos

Ingridientai

2 pakeliai ramen makaronų

1 puodelis migdolų, blanširuotų ir pasidabruotų

2 arbatiniai šaukšteliai sezamo

1/2 puodelio sviesto

1 Napa kopūsto galva, susmulkinta

1 ryšelis laiškinių svogūnų, susmulkintų

¼ puodelio augalinio aliejaus

2-3 arbatinius šaukštelius. baltasis cukrus

2 arbatinius šaukštelius sojos padažo

metodas

Paimkite keptuvę ir įkaitinkite sviestą arba margariną, tada ant nedidelės ugnies sudėkite ramen makaronus, sezamą ir migdolus ir kepkite, kol pasidarys auksinės rudos spalvos. Kai jie iškeps, palikite atvėsti. Dabar paimkite mažesnę keptuvę ir supilkite augalinį aliejų, cukrų ir actą, tada leiskite jiems virti apie minutę, tada atvėsinkite ir, kai atvės, įpilkite sojos padažo. Paimkite dubenį, tada sumaišykite visus ingredientus kartu su virtais ramen makaronais ir cukraus mišiniu ir gerai išmaišykite. Prieš patiekdami leiskite salotoms atvėsti valandą ar ilgiau.

Mėgautis!!

Azijietiškos vištienos makaronų salotos

Ingridientai

1 pakuotė Rotelle makaronų

2 Vištienos krūtinėlės, be kaulų, supjaustytos gabalėliais, virtos

2-3 šaukštai. Daržovių aliejus

Druska

2-3 morkos, susmulkintos

1/2 svaro grybų

1/2 galvos brokolių

1/2 galvos žiedinio kopūsto

Vanduo

2 arbatinius šaukštelius sojos padažo

2 arbatinius šaukštelius sezamo aliejaus

metodas

Į puodą supilkite pasūdytą vandenį ir užvirinkite, suberkite pakuotę makaronų ir išvirkite. Išvirus makaronus nusausinkite ir atidėkite į šalį. Dabar paimkite keptuvę ir virkite morkas su druska, kol jos taps traškios ir minkštos. Dabar paimkite dubenį ir sudėkite makaronus, morkas su vištienos krūtinėlėmis ir gerai išmaišykite. Dabar kepkite grybus ir sudėkite į dubenį, tada sudėkite likusius ingredientus ir gerai išmaišykite. Patiekite salotas atšaldytas.

Mėgautis!!

Cobb salotos

Ingridientai

4-5 riekelės šoninės 2 kiaušiniai

1 ledo salotų galva

1 vištienos krūtinėlė

2 pomidorai, supjaustyti

¼ puodelio mėlynojo sūrio, susmulkinto

2 žalieji svogūnai, supjaustyti

Butelis salotų padažo

metodas

Kiaušinius išvirkite, nulupkite ir supjaustykite. Atskirai pakepinkite šoninę ir vištieną iki auksinės rudos spalvos. Trupti. Prieš patiekdami, sumaišykite visus ingredientus dideliame dubenyje ir gerai išmaišykite. Patiekite nedelsdami.

Mėgautis!!

Rukolos ir šoninės kukurūzų salotų receptas

Ingridientai

4 dideli kukurūzai

2 puodeliai susmulkintos rukolos

4 šoninės juostelės

1/3 puodelio susmulkinto svogūno

1 valgomasis šaukštas. alyvuogių aliejus

1 valgomasis šaukštas. acto

1/8 arbatinio šaukštelio kmynų

Druska ir juodieji pipirai

metodas

Pakaitinkite kukurūzus su lukštais, taip pat ant grotelių, kad įgautumėte dūminį skonį, 12-15 minučių. Vidutinio dydžio dubenyje sumaišykite kukurūzus, rukolą, šoninę ir svogūną. Atskirame dubenyje išplakite actą, aliejų, druską ir pipirus. Padažą įmaišykite į salotas prieš pat patiekiant ir patiekite iš karto.

Mėgautis!

Juodųjų žirnių salotų receptas

Ingridientai

2 puodeliai sausų juodųjų žirnelių

230 gramų fetos sūrio

230 gramų džiovintų pomidorų

1 puodelis Kalamata juodųjų alyvuogių

Smulkiai pjaustytas svogūnas

Susmulkinta česnako skiltelė

1 didelė krūva smulkintų špinatų

Citrinos sultys ir žievelė

metodas

Virkite žirnelius pasūdytame vandenyje, kol iškeps. Nusausinkite ir nuplaukite šaltu vandeniu. Dubenyje sumaišykite visus ingredientus, išskyrus citrinos sultis. Prieš patiekdami įpilkite citrinos sulčių ir nedelsdami patiekite.

Mėgautis!

Rukolos salotų su burokėliais ir ožkos sūriu receptas

Ingridientai

Salotų ingredientai:

2 nulupti burokėliai

Sauja rukolos lapų

½ puodelio ožkos sūrio, susmulkinto

½ puodelio kapotų graikinių riešutų

Ingredientai padažui:

¼ puodelio alyvuogių aliejaus

½ citrinos

¼ arbatinio šaukštelio sausų garstyčių miltelių

¾ arbatinio šaukštelio cukraus

Druskos ir pipirų

metodas

Padažui sumaišykite ¼ šaukštelio. garstyčių miltelių, ¾ šaukštelio. cukraus, ½ citrinos ir ¼ puodelio alyvuogių aliejaus, druskos ir pipirų pagal skonį.

Sumaišykite saują rukolos lapų, keletą burokėlių julienų, trupintą ožkos sūrį ir smulkintus graikinius riešutus. Užpilkite padažu prieš pat patiekiant.

Patiekite nedelsdami.

Mėgautis!

Azijietiškų kopūstų salotų receptas

Ingridientai

1 puodelis kreminio žemės riešutų sviesto

6 šaukštai augalinio aliejaus

½ arbatinio šaukštelio kepto sezamo aliejaus

4 šaukštai. pagardintas ryžių actas

4 puodeliai plonais griežinėliais pjaustytų kopūstų

½ puodelio tarkuotų morkų

¼ puodelio skrudintų lukštentų žemės riešutų

metodas

Į vidutinį dubenį įpilkite žemės riešutų sviesto, supilkite skrudintą sezamų aliejų ir plakite, kol gražiai suminkštės. Paskrudinkite žemės riešutus, kad jų skonis būtų dar geresnis vos minutę. Perkelkite žemės riešutus iš keptuvės į didelį dubenį. Sumaišykite morkas, kopūstus, žemės riešutus ir visus kitus ingredientus, kuriuos norite pridėti, ir nedelsdami patiekite.

Mėgautis!

Azijietiškų makaronų salotų receptas

Ingridientai

280 gramų kiniškų makaronų

1/3 puodelio sojos padažo

3 puodeliai brokolių žiedynų

115 gramų šparaginių pupelių daigų

3 smulkiai pjaustytų svogūnų,

1 raudona paprika

1/4 plonais griežinėliais pjaustyto didelio kopūsto

1 didelė nulupta morka

metodas

Į didelį puodą supilkite 4 stiklines vandens, suberkite kiniškus makaronus. Makaronus kepdami nuolat maišykite. Būtinai laikykitės nurodymų ant makaronų pakuotės, jei naudojate kiniškus makaronus, jie turi būti pagaminti po 5 minučių virimo. Makaronus nusausinkite, nuplaukite šaltu vandeniu, kad nustotų virti, paskleiskite makaronus ant lakšto, kad išdžiūtų. Įpilkite brokolių žiedynų ir pakankamai vandens, kad pasiektumėte garų puodo lygį. Uždenkite ir troškinkite 4 minutes. Dubenyje sumaišykite visus ingredientus. Patiekite nedelsdami.

Mėgautis!

Šparagų ir artišokų salotų receptas

Ingridientai

1 didelis plonais griežinėliais pjaustytas svogūnas

3 šaukštai. citrinos sulčių

450 gramų storų šparagų

2 šaukštai. alyvuogių aliejus

1 arbatinis šaukštelis česnako miltelių

1 litras vynuogių

metodas

Pirmiausia pjaustytą svogūną pamirkykite citrinos sultyse, o šparagus paskrudinkite iki 400 laipsnių F įkaitintoje orkaitėje. Šparagams įpilkite 1 valg. alyvuogių aliejaus ir gerai pasūdykite. Vienu sluoksniu sudėkite į folija išklotą kepimo formą ir kepkite 10 minučių, kol švelniai apskrus. Norėdami kepti šparagus, kepsninę su anglimis nustatykite ant stiprios ugnies 5–10 minučių. Nuimkite šparagus nuo grotelių ir supjaustykite gabalėliais, sudėkite šparagus ir visus ingredientus į didelį dubenį ir išmaišykite, kad sumaišytumėte ir nedelsdami patiekite.

Mėgautis!

Šparagų salotų su krevetėmis receptas

Ingridientai

450 gramų šparagų

226 gramai rožinių krevečių salotoms

¼ puodelio aukščiausios kokybės pirmojo spaudimo alyvuogių aliejaus

1 susmulkinta česnako skiltelė

1 valgomasis šaukštas. citrinos sulčių

1 valgomasis šaukštas. maltų petražolių

Druska ir juodieji pipirai

metodas

Užvirinkite vidutinį puodą vandens. Šparagus sudėkite į verdantį vandenį ir virkite 3 minutes. Jei jie jau iškepę, po 30 sekundžių išimkite. Jei krevetės žalios, virkite jas 3 minutes, kol iškeps. Išimkite krevetes ir sudėkite į didelį dubenį. Smulkiai supjaustykite šparagų spygliuočius. Šparagų galiukus supjaustykite į vieną gabalą. Sudėkite likusius ingredientus ir išmaišykite, kad susimaišytų. Įberkite druskos ir juodųjų pipirų pagal skonį. Jei norite, pagal skonį įpilkite daugiau citrinos sulčių ir patiekite iš karto.

Mėgautis!

Mėlynių ir persikų vaisių salotų su čiobreliais receptas

Ingridientai

4 persikai

4 nektarinai

1 puodelis mėlynių

2 arbatinius šaukštelius smulkintų šviežių čiobrelių

1 arbatinis šaukštelis imbiero, tarkuoto

¼ puodelio citrinos sulčių

1 arbatinis šaukštelis citrinos žievelės

1/2 puodelio vandens

¼ puodelio cukraus

metodas

Vandenį ir cukrų supilkite į puodą ir pakaitinkite ant silpnos ugnies ir užvirinkite skystį, kuris per pusę sumažės iki paprasto sirupo, palikite atvėsti.

Nektarinus ir persikus susmulkinkite ir suberkite į dubenį su mėlynėmis.

Supilkite atvėsusį sirupą. Įpilkite citrinos žievelės, čiobrelių, citrinos sulčių ir imbiero. Išmaišykite ir uždenkite plastikine plėvele, padėkite į šaldytuvą ir palikite vieną valandą marinuotis. Patiekite nedelsdami.

Mėgautis!

Brokolių salotų receptas

Ingridientai

druskos

6 puodeliai brokolių žiedynų

1/2 puodelio skrudintų migdolų

1/2 puodelio virtos šoninės

¼ puodelio susmulkinto svogūno

1 puodelis atšildytų šaldytų žirnelių

1 puodelis majonezo

obuolių sidro actas

¼ puodelio medaus

metodas

Atsineškite didelį puodą vandens, su šaukšteliu druskos. druskos, virkite ant silpnos ugnies. Sudėkite brokolių žiedynus. Virkite 2 minutes, priklausomai nuo to, kiek norite traškių brokolių. 1 minutę brokoliai taps ryškiai žali ir išliks gana traškūs. Nustatykite reguliatorių ir nevirkite ilgiau nei 2 minutes.

Dideliame serviravimo dubenyje atskirame pudingo dubenyje sumaišykite brokolių žiedynus, susmulkintą šoninę, migdolus, smulkintus svogūnus ir žirnelius, sumaišykite majonezą, actą ir medų ir išmaišykite, kad gerai susimaišytų prieš atšaldydami. Patiekite nedelsdami.

Mėgautis!

Brokolių salotos su spanguolių apelsinų padažu Receptas

Ingridientai

2 šaukštai. balzamiko acto

½ puodelio džiovintų saldintų spanguolių

2 arbatiniai šaukšteliai viso grūdo garstyčių

2 šaukštai. raudonojo vyno acto

1 skiltelė česnako

½ puodelio apelsinų sulčių

2-3 griežinėliai apelsino žievelės

Košerinė druska

6 šaukštai augalinio aliejaus

¼ puodelio majonezo

½ galvos kopūsto

2-3 svogūnai

¼ puodelio džiovintų spanguolių

2-3 griežinėliai nutarkuotos apelsino žievelės

metodas

Į virtuvinį kombainą supilkite raudonojo vyno actą ir balzamiko actą, garstyčias, nuluptas džiovintas spanguoles, medų, česnaką, apelsinų sultis, apelsino žievelę, druską ir sumaišykite iki vientisos masės. Maišydami palaipsniui įpilkite augalinio aliejaus, kad gautumėte gerą mišinį. Tada įpilkite majonezo ir maišykite iki vientisos masės. Į maišymo dubenį įpilkite susmulkintų brokolių stiebų, morkų, džiovintų spanguolių, apelsinų žievelės ir košerinės druskos. Supilkite padažą ir maišykite, kol padažas tolygiai pasiskirstys. Patiekite nedelsdami.

Mėgautis!

Avokadų salotos su paveldimais pomidorais

Ingridientai

1 1/2 supjaustyto ir nulupto avokado

1 1/2 pomidorų, supjaustytų

2 Supjaustyti svogūnai arba susmulkinti švieži laiškiniai česnakai

Citrinos sultys iš vieno griežinėlio

Žiupsnelis rupios druskos

metodas

Lėkštėje išdėliokite avokado ir pomidoro griežinėlius. Laiškinius česnakus apšlakstykite citrinos sultimis ir įberkite druskos. Iš vienos avokado pusės, kuri vis dar yra odoje, išimkite kauliuką ir išimkite minkštimą į dubenį.

Sudėkite pomidorą ir paruoštus laiškinius česnakus ir gerai išmaišykite.

Patiekite nedelsdami.

Mėgautis!

Kardamono ir citrusinių vaisių salotų receptas

Ingridientai

1 didelis rubino rožinis greipfrutas

3 bambos apelsinų arba bambos apelsinų arba mandarinų, kraujo apelsinų ir (arba) mandarinų deriniai

¼ puodelio medaus

2 šaukštai. šviežios citrinos arba laimo sultys

1/4 arbatinio šaukštelio malto kardamono

metodas

Pirmiausia nulupkite vaisius, aštriu peiliu perpjaukite segmentų plėveles.

Maišymo dubenyje sumaišykite nuluptus segmentus. Nusausinkite vaisių sulčių perteklių į nedidelę keptuvę. Į puodą įpilkite medaus, laimo sulčių ir kardamono. Virkite 10 minučių, tada nukelkite nuo ugnies ir leiskite atvėsti iki kambario temperatūros. Palikite 15 minučių arba padėkite ant ledo, kol paruošite. Patiekite nedelsdami.

Mėgautis!

Kaparėlių ir kukurūzų salotų receptas

Ingridientai

6 saldžiųjų kukurūzų varpos

¼ puodelio alyvuogių aliejaus

šerio actas

Juodasis pipiras

1 ½ arbatinio šaukštelio košerinės druskos

½ arbatinio šaukštelio cukraus

3 pjaustyti pomidorai be sėklų

½ stiklinės griežinėliais pjaustyto pavasarinio svogūno

230 gramų šviežios mocarelos

baziliko lapai

metodas

Padėkite groteles ant stiprios ugnies ir padėkite kukurūzų burbuoles tiesiai ant grotelių. Verdame 15 minučių, prieš tai kukurūzų nebūtina mirkyti vandenyje, jei kukurūzai švieži. Jei norite sudeginti pačius kukurūzus, pirmiausia pašalinkite keletą išorinių kukurūzų lukštų, kad aplink kukurūzus būtų mažiau maitinamojo sluoksnio. Paimkite didelį dubenį ir sumaišykite kukurūzus, mocarelą, svogūnus, pomidorus ir padažą. Prieš patiekdami įmaišykite šviežiai supjaustytą baziliką. Patiekite nedelsdami.

Mėgautis!

Salierų šaknų salotos

Ingridientai

½ puodelio majonezo

2 šaukštai. garstyčios, Dižonas

1 valgomasis šaukštas. citrinos sulčių

2 šaukštai. petražolės, kapotos

545 g ketvirčiais supjaustytų saliero šaknų, nuluptų ir stambiai sutarkuotų prieš pat maišymą

½ žalio obuolio, nulupti, nulupti ir nulupti

Druska ir malti pipirai

metodas

Dubenyje sumaišykite majonezą su garstyčiomis kartu su citrinos sultimis ir petražolėmis. Susmulkinkite saliero šaknį su obuoliu, pagardinkite druska ir pipirais, suvyniokite ir šaldykite, kol atvės, 1 val.

Mėgautis!

Fetos salotos iš vyšninių pomidorų ir agurkų

Ingridientai

2 arba 3 puodeliai vyšninių pomidorų, perpjautų per pusę

1 puodelis pjaustytų agurkų, nuluptų

1/4 puodelio trupinto sūrio, fetos

1 valgomasis šaukštas. mėtų šifonuoti lapai

1 valgomasis šaukštas. raudonėlio, šviežio, susmulkinto

1 valgomasis šaukštas. citrinos sulčių

2 šaukštai. askaloninis arba žalias svogūnas, smulkiai pjaustytas

2 šaukštai. alyvuogių aliejus

Druska

metodas

Vyšninius pomidorus lengvai sumaišykite su agurkais, sūriu, svogūnu, mėtomis ir raudonėliais. Papuoškite citrinos sultimis ir druska bei pipirais kartu su alyvuogių aliejumi.

Mėgautis!

Agurkų salotos su mėtomis ir feta receptas

Ingridientai

453 gramai agurkų, plonais griežinėliais

¼ raudonojo svogūno supjaustykite plonais griežinėliais ir supjaustykite 1 colio segmentais

2-3 plonais griežinėliais pjaustyti raudonieji ridikai

10 plonais griežinėliais pjaustytų mėtų lapelių

baltas actas

Alyvuogių aliejus

¼ svaro fetos sūrio

šviežiai maltų pipirų ir druskos

metodas

Vidutiniame maišymo dubenyje suberkite griežinėliais pjaustytus agurkus, mėtų lapelius, ridikėlius, raudonąjį svogūną su trupučiu baltojo acto ir alyvuogių aliejaus, pagal skonį druskos ir šviežiai maltų pipirų. Prieš patiekiant apibarstykite trupintais fetos sūrio gabalėliais. Patiekite prieš pat pertrauką.

Mėgautis!

Vyšninių pomidorų arbazo salotų receptas

Ingridientai

230 gramų orzo makaronų

Druska ir juodieji pipirai pagal skonį

1 pusė litro pjaustytų raudonųjų vyšninių pomidorų

1 litras perpus perpjautų geltonų vyšninių pomidoriukų

¼ puodelio alyvuogių aliejaus

230 gramų trupinto fetos sūrio

1 didelis pjaustytas ir nuluptas agurkas

2 plonais griežinėliais supjaustyti žalieji svogūnai

šviežiai malto raudonėlio

metodas

Užpildykite didelį puodą vandens ir užvirinkite. Įdėkite orzo, maišydami, kad jis nepriliptų prie keptuvės dugno. Virkite aukštoje temperatūroje iki al dente, prinokusios, bet dar šiek tiek tvirtos. Sumaišykite su kitais ingredientais, pomidorais, raudonėliais, fetos sūriu, svogūnais, agurkais ir juodaisiais pipirais. Patiekite nedelsdami.

Mėgautis!

Agurkų salotos su vynuogėmis ir migdolais receptas

Ingridientai

¼ puodelio kapotų migdolų

1 svaras nuluptų agurkų

druskos

1 arbatinis šaukštelis česnako, susmulkintas

20 supjaustytų žalių vynuogių

2 šaukštai. alyvuogių aliejus

1 šerio arba baltojo vyno actas

2 arbatiniai šaukšteliai maltų česnakų, papuošimui

metodas

Agurkus perpjaukite išilgai. Šaukštu išskobkite sėklas centre, išmeskite sėklas. Jei naudojate šiek tiek didesnius agurkus, perpjaukite juos išilgai dar kartą. Išmaišykite, kad druska tolygiai padengtų agurką. Supjaustytus migdolus paskrudinkite nedidelėje keptuvėje ant silpnos ugnies, dažnai vartydami, išimkite į dubenį, kad atvėstų. Dideliame dubenyje sumaišykite migdolus, agurkus, vynuoges, česnaką, alyvuogių aliejų ir actą ir pagal skonį įberkite daugiau druskos. Papuoškite laiškiniais česnakais ir nedelsdami patiekite.

Mėgautis!

Kvinos ir mėtų salotų receptas

Ingridientai

1 puodelis quinoa

2 puodeliai vandens

½ arbatinio šaukštelio košerinės druskos

1 didelis nuluptas agurkas

¼ puodelio plonai pjaustytų mėtų

1 smulkiai pjaustytas žalias svogūnas

4 šaukštai. ryžių actas

alyvuogių aliejus

1 nuluptas avokadas

metodas

Kvinoją sudėkite į vidutinio dydžio puodą, užpilkite vandeniu. Įdėkite pusę arbatinio šaukštelio. druskos, sumažinkite iki mažos ugnies. Išvirusią kvinoją leiskite atvėsti iki kambario temperatūros. Galite greitai atvėsinti quinoa, ištepdami ją ant kepimo skardos. Agurką supjaustykite ilgomis riekelėmis. Supilkite pagardintą ryžių actą ir vėl apverskite. Sklandžiai suberkite susmulkintą avokadą, jei naudojate, ir nedelsdami patiekite.

Mėgautis!

Kuskuso su pistacijomis ir abrikosais receptas

Ingridientai

½ puodelio susmulkinto raudonojo svogūno

¼ puodelio citrinos sulčių

1 dėžutė kuskuso

2 šaukštai. alyvuogių aliejus

½ puodelio žalių pistacijų

10 džiovintų kapotų abrikosų

1/3 puodelio kapotų petražolių

metodas

Supjaustytą svogūną sudėkite į nedidelį dubenį. Atidėtą svogūną užpilkite citrinos sultimis ir leiskite svogūnui įsigerti citrinos sultyse. Paskrudinkite pistacijas nedidelėje keptuvėje ant mažos ugnies iki auksinės rudos spalvos. Į vidutinį puodą įpilkite 2 puodelius vandens ir užvirinkite. Įdėkite šaukštą. alyvuogių aliejaus ir vieną arbatinį šaukštelį. druskos vandenyje; sudėkite kuskusą ir uždengę virkite 5-6 minutes. Įmaišykite pistacijas, kapotus abrikosus ir petražoles. Sumaišykite raudonąjį svogūną ir citrinos sultis. Patiekite nedelsdami.

Mėgautis!

Kopūstų salotų receptas

Ingridientai

½ kopūsto, supjaustyto griežinėliais

½ morkos, supjaustytos griežinėliais

2-3 žalieji svogūnai, supjaustyti

3 šaukštai. Majonezas

½ arbatinio šaukštelio geltonųjų garstyčių

2 šaukštai. Ryžių actas

Cukrus, pagal skonį

Druska ir pipirai, pagal skonį

metodas

Dubenyje sumaišykite visas supjaustytas daržoves. Padažui sumaišykite majonezą, geltonąsias garstyčias ir ryžių actą. Prieš patiekdami, daržoves apšlakstykite padažu ir pabarstykite trupučiu druskos, pipirų ir cukraus. Patiekite nedelsdami.

Mėgautis!

Šaltų žirnių salotų receptas

Ingridientai

453 gramai šaldytų mažų žirnelių, neatšildyti

170 gramų migdolų iš rūkyklos, susmulkintų, nuplautų, kad pašalintumėte druskos perteklių, geriausia rankomis

½ puodelio susmulkinto svogūno

230 gramų susmulkintų vandens kaštonų

2/3 stiklinės majonezo

2 šaukštai. geltonojo kario milteliai

Įberkite druskos pagal skonį

Pipirų pagal skonį

metodas

Sumaišykite šaldytus žaliuosius svogūnus, žirnelius, migdolus ir vandens kaštonus. Atskirame dubenyje sumaišykite majonezą ir kario miltelius. Sklandžiai įmaišykite majonezo derinį į žirnelius. Pabarstykite druska ir šviežiai maltais juodaisiais pipirais pagal skonį. Patiekite nedelsdami.

Mėgautis!

Agurkų ir jogurto salotų receptas

Ingridientai

2 nulupti ir griežinėliais supjaustyti agurkai, supjaustyti išilgai į ketvirčius

1 puodelis natūralaus jogurto

1 arbatinis šaukštelis, pora šaukštelių arba džiovintų krapų šviežių krapų

Įberkite druskos pagal skonį

Pipirų pagal skonį

metodas

Pirmiausia paragaukite agurkus, kad įsitikintumėte, jog jie nėra rūgštūs. Jei agurkas rūgštus, agurko skilteles pusvalandžiui ar ilgiau pamirkykite pasūdytame vandenyje, kol išnyks kartumas, tada prieš naudojimą nuplaukite ir nusausinkite. Norėdami paruošti salotas, tiesiog atsargiai sumaišykite ingredientus. Sukratykite arba pabarstykite druska ir pipirais pagal skonį. Patiekite nedelsdami.

Mėgautis!

Tėčio graikiškų salotų receptas

Ingridientai

6 šaukštai alyvuogių aliejaus

2 šaukštai. šviežios citrinos sultys

½ arbatinio šaukštelio šviežio susmulkinto česnako

4 šaukštai raudonojo vyno acto

½ arbatinio šaukštelio džiovinto raudonėlio

½ arbatinio šaukštelio krapų piktžolių

Druska ir šviežiai malti juodieji pipirai

3 dideli pomidorai su sėklomis

¾ nulupto, stambiai pjaustyto agurko

½ nulupto ir susmulkinto raudonojo svogūno

1 stambiai pjaustyta paprika

½ puodelio kapotų juodųjų alyvuogių be kauliukų

Visas 1/2 puodelio trupinto fetos sūrio

metodas

Sumaišykite actą, alyvuogių aliejų, česnaką, citrinos sultis, raudonėlį ir krapus, kol susimaišys. Pagal skonį pagardinkite druska ir šviežiai maltais juodaisiais pipirais. Dubenyje sumaišykite pomidorus, kartu su agurkais, svogūnais, paprika, alyvuogėmis. Pabarstykite sūriu ir nedelsdami patiekite.

Mėgautis!

Tėčio receptas bulvių salotoms

Ingridientai

4 nuskustos vidutinio dydžio raudonos bulvės

4 šaukštai. košerinių krapų marinuotų agurkų sultys

3 šaukštai. smulkiai pjaustytų krapų raugintų agurkų

¼ puodelio kapotų petražolių

½ puodelio susmulkinto raudonojo svogūno

2 saliero stiebeliai

2 susmulkintų svogūnų

½ puodelio majonezo

2 arbatiniai šaukšteliai Dižono garstyčių

Košerinė druska ir malti juodieji pipirai pagal skonį

metodas

Nuluptas, griežinėliais supjaustytas bulves sudėkite į didelį puodą. Supilkite per centimetrą sūraus vandens. Įdėkite puodą vandens virti. Troškinkite 20 minučių, kol šakutė suminkštės. Išimkite iš puodo, palikite atvėsti, kol sušils. Įpilkite salierų, petražolių, svogūnų ir kietai virto kiaušinio, morkų ir raudonųjų pipirų. Padalinkite nedidelį baseiną, sumaišykite majonezą su garstyčiomis. Druska ir pipirai pagal skonį. Patiekite nedelsdami.

Mėgautis!

Endivijų salotų su graikiniais riešutais, kriaušėmis ir gorgonzola receptas

Ingridientai

3 endivijos galvutės, supjaustytos iš pradžių išilgai, o paskui skersai į ½ colio griežinėlius

2 šaukštai. kapotų graikinių riešutų

2 šaukštai. sutrupėjusios gorgonzolos

1 Bartlett kriaušė be kauliukų ir susmulkinta,

2 šaukštai. alyvuogių aliejus

2 arbatinius šaukštelius obuolių sidro acto

Pabarstykite košerine druska ir šviežiai maltais juodaisiais pipirais

metodas

Supjaustytą endiviją sudėkite į didelį dubenį. Suberkite trupintą gorgonzolą, graikinius riešutus ir kapotas kriaušes, kriaušes ir graikinius riešutus smulkiai sukapokite. Sumaišykite, pabarstykite alyvuoges ant salotų su trupučiu mėlynojo pelėsinio sūrio endivijos lapuose, pavyzdžiui, įdaru, užkandžiams. Apšlakstykite salotas sidro actu. Maišykite, kad susijungtumėte. Pagal skonį pagardinkite trupučiu druskos ir pipirų. Patiekite nedelsdami.

Mėgautis!

Pankolių salotų su mėtų vinigretu receptas

Ingridientai

1 didelė pankolio svogūnėlis

1 ½ arbatinio šaukštelio cukraus

2 citrinų sultys

¼ puodelio alyvuogių aliejaus

½ arbatinio šaukštelio garstyčių

½ arbatinio šaukštelio druskos

1 ryšelis kapotų šviežių mėtų

2 maltų askaloninių česnakų

metodas

Surinkite vinigretę. Sudėkite citrinos sultis, svogūną, druską, garstyčias, cukrų ir mėtas į maišytuvą ir trumpai sumaišykite, kad susimaišytų. Kai variklis veikia, sumaišykite alyvuogių aliejų, kol gerai susimaišys. Naudodami mandoliną supjaustykite pankolį 1/8 colio gabalėliais, pradedant nuo lemputės apačios. Nesijaudinkite dėl pankolio svogūnėlių kaupimosi, nes to galima išvengti. Jei neturite mandolino, svogūną supjaustykite kuo ploniau. Susmulkinkite pankolio lapus, kad pridėtumėte prie salotų. Patiekite nedelsdami.

Mėgautis!

Pankolių, radicchio ir endivijų salotų receptas

Ingridientai

Salotos

1 radicchio galva

3 belgiškos endivijos

1 didelė pankolio svogūnėlis

1 puodelis stambiai tarkuoto parmezano sūrio

Tvarstis

3 šaukštai. pankolio lapai

½ arbatinio šaukštelio garstyčių

3 arbatinius šaukštelius susmulkinto svogūno

2 šaukštai. citrinos sulčių

1 arbatinis šaukštelis druskos

1 arbatinis šaukštelis cukraus

1/3 puodelio alyvuogių aliejaus

metodas

Radicchio galvą perpjaukite per pusę, tada į ketvirčius. Paimkite kiekvieną ketvirtį ir supjaustykite maždaug pusės centimetro storio griežinėlius per šakelę nuo galo link šerdies. Iš kiekvieno ketvirčio supjaustykite plonais griežinėliais iki šerdies. Visas supjaustytas daržoves dideliame dubenyje sumaišykite su tarkuotu parmezanu. Įpilkite citrinos sulčių, garstyčių, svogūnų, druskos ir cukraus. Apšlakstykite alyvuogių aliejumi ir trinkite padažą 45 sekundes. Patiekite nedelsdami.

Mėgautis!

Šventinių burokėlių ir citrusinių vaisių salotų su kopūstais ir pistacijomis receptas

Ingridientai

10 raudonųjų burokėlių mišinio

3 kraujo apelsinai

1 ryšelis plonais griežinėliais pjaustytų kopūstų

1 puodelis stambiai pjaustytų skrudintų pistacijų

¼ puodelio kapotų mėtų lapelių

3 kapotos itališkos petražolės

Tvarstis:

2 šaukštai. citrinos sulčių

1/2 puodelio geros kokybės aukščiausios kokybės pirmojo spaudimo alyvuogių aliejaus

2 stambiai pjaustytų kaparėlių

Druska ir pipirai pagal skonį

metodas

Virkite burokėlius atskirai pagal spalvą. Kiekvieną burokėlių partiją sudėkite į indą ir uždenkite maždaug centimetru vandens. Įpilkite šiek tiek šaukštelio. druskos. Kol burokėliai kepa, paruoškite užpilą. Visus padažo ingredientus sudėkite į dubenį ir plakite, kol gerai susimaišys. Paruoškite salotas ant lapinio kopūsto dėdami burokėlius, petražoles ir pjaustytas skrudintas pistacijas. Patiekite užpiltą paruoštu padažu.

Mėgautis!

Auksinių burokėlių ir granatų salotų receptas

Ingridientai

3 aukso spalvos burokėliai

1 puodelis susmulkinto raudonojo svogūno

¼ puodelio raudonojo vyno acto

¼ puodelio vištienos sultinio

1 puodelis cukraus

½ arbatinio šaukštelio tarkuotos apelsino žievelės

¼ puodelio granatų sėklų

metodas

Virkite burokėlius ir kepkite juos 375 laipsnių F temperatūroje valandą ir leiskite jiems atvėsti. Nulupkite ir supjaustykite pusės colio kubeliais.

Svogūną, actą, sultinį, cukrų ir apelsino žievelę sudėkite į vidutinio dydžio keptuvę ant stiprios ugnies ir kepkite, dažnai maišydami, kol skysčio sumažės iki šaukšto, maždaug 5 minutes. Į burokėlių mišinį įmaišykite granatų sėklas ir pagal skonį pasūdykite. Patiekite nedelsdami.

Mėgautis!

Skanios kukurūzų ir juodųjų pupelių salotos

Ingridientai

1 valgomasis šaukštas. plius 3 v.š. alyvuogių aliejus

1/2 susmulkinto svogūno

1 puodelis kukurūzų branduolių, iš maždaug 2 kukurūzų ausų

12 šaukštų. kapotos kalendros

1 15 1/2 uncijos. galima juodųjų pupelių, nusausinti ir nuplauti

1½ pomidorų, maždaug 0,5 svaro, be kauliukų, sėklų ir susmulkintų

1½ šaukšto raudonojo vyno acto

1 arbatinis šaukštelis Dižono garstyčių

Druskos ir pipirų

metodas

Įkaitinkite orkaitę iki 400 laipsnių F. Įdėkite 1 valg. aliejaus į orkaitei atsparią keptuvę ir įkaitinkite ant stiprios ugnies. Pakepinkite svogūną, kol suminkštės. Suberkite kukurūzų grūdelius ir toliau maišykite, kol suminkštės. Įdėkite keptuvę į įkaitintą orkaitę ir kepkite, kol daržovės taps auksinės rudos spalvos, dažnai maišydami. Tai užtruks apie 20 minučių. Nedelsdami išimkite į lėkštę ir leiskite atvėsti. Sudėkite atvėsintą kukurūzų mišinį į dubenį, suberkite pomidorus, kalendrą ir pupeles ir gerai išmaišykite. Į nedidelį dubenį supilkite actą, garstyčias, pipirus ir druską ir gerai išmaišykite, kol druska ištirps. Lėtai įpilkite 3 valg. aliejaus ir toliau maišykite, kol visi ingredientai gerai susimaišys. Šiuo užpilu užpilkite kukurūzų mišinį ir nedelsdami patiekite.

Mėgautis!

Traškus brokolių desertas

Ingridientai

4 griežinėliai šoninės

1/2 didelės brokolių galvutės

1/2 mažo raudonojo svogūno, malto, 1/2 puodelio

3 šaukštai. auksinės razinos

3 šaukštai. majonezo

1½ šaukšto baltojo balzamiko acto

2 šaukštai. medus

Druskos ir pipirų

metodas

Šoninės griežinėlius pakepinkite keptuvėje, kol taps traškūs. Nusausinkite ant virtuvinio rankšluosčio ir sutrupinkite į pusės colio gabalėlius. Laikykite nuošalyje. Atskirkite brokolių žiedynus, o kotelį supjaustykite kąsnio dydžio gabalėliais. Sudėkite į didelį dubenį ir sumaišykite su razinomis ir svogūnais. Kitame dubenyje sumaišykite actą ir majonezą ir išmaišykite iki vientisos masės. Supilkite medų ir pagardinkite druska bei pipirais. Prieš patiekdami užpilkite padažu ant brokolių mišinio ir supilkite dangą. Ant viršaus uždėkite trupintą šoninę ir nedelsdami patiekite.

Mėgautis!

Bistro stiliaus salotos

Ingridientai

1 ½ šaukšto smulkiai pjaustytų graikinių riešutų

2 dideli kiaušiniai

Virimo purškalas

1 riekelė šoninės, nevirta

4 puodeliai gurmaniškų salotų

2 šaukštai, 0,5 uncijos trupinto mėlynojo pelėsinio sūrio

1/2 Bartlett kriaušės, be šerdies ir plonais griežinėliais

½ šaukštelio baltojo vyno acto

1/2 šaukšto aukščiausios kokybės pirmojo spaudimo alyvuogių aliejaus

1/4 arbatinio šaukštelio džiovinto peletrūno

1/4 arbatinio šaukštelio Dižono garstyčių

2,1 colio storio prancūziškos batono duonos riekelės, skrudintos

metodas

Paskrudinkite graikinius riešutus nedidelėje keptuvėje, kol aromatas užpildys virtuvę. Kepant aukštoje temperatūroje, tai turėtų užtrukti apie 3–4 minutes. Išimkite ir atidėkite į šalį. Apipurkškite 2 6 uncijų puodelius grietinėlės virimo purškikliu. Į kiekvieną kremo puodelį įmuškite po kiaušinį. Uždenkite juos abu plastikine plėvele ir įdėkite į mikrobangų krosnelę aukščiausios temperatūros 40 sekundžių arba kol kiaušiniai sukietės. Palikite 1 minutę ir nuimkite ant popierinio rankšluosčio. Šoninę apkepkite keptuvėje, kol taps traški. Nusausinkite ir sutrupinkite. Išsaugokite riebalus.

Dideliame dubenyje sumaišykite trupintą šoninę, skrudintus graikinius riešutus, salotas, pelėsinį sūrį ir kriaušes. Kitame mažame dubenyje sumaišykite maždaug 1 šaukštelį. riebalus, actą, aliejų, peletrūną ir garstyčias ir plakite, kol susimaišys.

Mėgautis!

Vištienos satay sveikesnės sveikos salotos Sammies

Ingridientai

1 ½ kūno svorio plonais griežinėliais pjaustyta paukštiena, įvairūs maisto produktai, kotletai

2 šaukštai. daržovių aliejus

BBQ planavimas, rekomenduojamas: BBQ grilis Mates Montreal Meal prieskoniai McCormick arba stambaus natrio ir pipirų

3 suapvalinti šaukštai. didelio žemės riešutų sviesto

3 šaukštai. juodųjų sojų prieskonių

1/4 puodelio bet kokių vaisių sulčių

2 arbatiniai šaukšteliai aštrių prieskonių

1 citrina

1/4 agurko be sėklų supjaustykite lazdelėmis

1 puodelis morkų, supjaustytų mažais gabalėliais

2 puodeliai supjaustytų žalių salotų lapų

4 pyragėliai su pluta, kaiser arba garsiakalbis, padalinti

metodas

Įkaitinkite BBQ kepsninę arba didelę nepridegančią keptuvę. Aptepkite paukštieną aliejumi ir išdėliokite groteles ant grotelių ir kepkite po 3 minutes iš kiekvienos pusės 2 porcijomis.

Įdėkite žemės riešutų sviestą į mikrobangų krosnelėje saugų dubenį ir suminkštinkite mikrobangų krosnelėje apie 20 sekundžių. Į žemės riešutų sviestą sumaišykite soją, vaisių sultis, aštrius prieskonius ir citrinos sultis. Vištieną apibarstykite satay prieskoniais. Sumaišykite pjaustytas šviežias daržoves. Uždėkite 1/4 šviežių daržovių ant sumuštinių duonos ir užpilkite 1/4 Satay paukštienos mišinio. Pakoreguokite bandelių viršūnes ir pasiūlykite arba suvyniokite į kelionę.

Mėgautis!

Kleopatros vištienos salotos

Ingridientai

1 ½ vištienos krūtinėlės

2 šaukštai. pirmo spaudimo alyvuogių aliejus

1/4 arbatinio šaukštelio susmulkintų raudonųjų dribsnių

4 sutrintos česnako skiltelės

1/2 puodelio sauso baltojo vyno

1/2 apelsino, nusausintas

Sauja smulkintų plokščialapių petražolių

Rupus natrio ir juodųjų pipirų

metodas

Virš viryklės įkaitinkite didelį nepridegantį indą. Įpilkite aukščiausios kokybės pirmojo spaudimo alyvuogių aliejaus ir pakaitinkite. Sudėkite susmulkintą boostą, susmulkintas česnako skilteles ir vištienos krūtinėlę. Kepkite vištienos krūtinėlę, kol ji kruopščiai apskrus iš visų pusių, maždaug 5–6 minutes. Leiskite skysčiui nutekėti ir virkite, kol suminkštės, dar apie 3–4 minutes, tada nukelkite keptuvę nuo ugnies. Paukštieną užpilkite šviežiai spaustomis laimo sultimis ir patiekite su petražolėmis bei druska pagal skonį. Patiekite iš karto.

Mėgautis!

Tailandietiškos-vietnamietiškos salotos

Ingridientai

3 lotyniškos salotos, susmulkintos

2 puodeliai bet kokios rūšies šviežių daržovių daigų

1 puodelis labai puikiai supjaustytų daikonų arba raudonųjų ridikėlių

2 puodeliai žirnių

8 svogūnai, supjaustyti kubeliais

½ agurko be sėklų, perpjaukite per pusę išilgai

1 pusė litro geltonų arba raudonų pomidorų

1 raudonasis svogūnas, supjaustytas ketvirčiais ir puikiai supjaustytas

1 pasirinkimas šviežių puikių rezultatų, sutvarkytas

1 pasirinktas šviežias bazilikas, apipjaustytas

2,2 uncijos pakuotės supjaustytų riešutų yra kepimo koridoriuje

8 riekelės migdolų skrebučio arba anyžių skrebučio, supjaustyto 1 colio gabalėliais

1/4 puodelio tamari juodojo sojos padažo

2 šaukštai. daržovių aliejus

4–8 ploni vištienos kotletai, priklausomai nuo dydžio

Druska ir šviežiai malti juodieji pipirai

1 svaras mahi mahi

1 prinokęs laimas

metodas

Sumaišykite visus ingredientus dideliame dubenyje ir patiekite atšaldytą.

Mėgautis!

Kalėdinės Cobb salotos

Ingridientai

Nelipnus maisto ruošimo purškalas

2 šaukštai. graikinių riešutų sirupas

2 šaukštai. rudas cukrus

2 šaukštai. sidras

1 svaras kumpis, visiškai iškeptas, dideli kubeliai

½ lb peteliškės pupelės, virtos

3 šaukštai. pjaustytų nuostabių kornišonų

Bibb salotos

½ puodelio supjaustyto raudonojo svogūno

1 puodelis pjaustytų Goudos

3 šaukštai. pjaustytų šviežių petražolių lapelių

Vinaigretas, formulė tokia

Marinuotos ekologiškos pupelės:

1 svaras žirnių, nupjautų, supjaustytų trečdaliais

1 arbatinis šaukštelis pjaustyto česnako

1 arbatinis šaukštelis raudonųjų dribsnių

2 arbatiniai šaukšteliai aukščiausios kokybės pirmojo spaudimo alyvuogių aliejaus

1 arbatinis šaukštelis baltojo acto

Žiupsnelis druskos

Juodasis pipiras

metodas

Įkaitinkite viryklę iki 350 laipsnių F. Kepimo indą užtepkite nepridegančiu kepimo purškalu. Vidutiniame dubenyje sumaišykite graikinių riešutų sirupą, rudąją gliukozę ir obuolių sidrą. Sudėkite kumpį ir gerai išmaišykite. Sudėkite kumpio mišinį ant kepimo skardos ir kepkite, kol įkais ir kumpis įgaus spalvą, maždaug 20–25 minutes. Išimkite iš orkaitės ir atidėkite į šalį.

Į dubenį su vinigretu suberkite grūdus, agurkus ir petražoles ir išmeskite, kad apsemtų. Didelį serviravimo dubenį išklokite Bibb salotomis ir suberkite dribsnius. Ant grūdų eilėmis išdėliokite raudonąjį svogūną, goudą, marinuotus žirnelius ir gatavą kumpį. Tarnauti.

Mėgautis!

Žaliųjų bulvių salotos

Ingridientai

7–8 laiškiniai svogūnai, išvalyti, išdžiovinti ir supjaustyti gabalėliais, žali ir balti

1 mažas česnakas, supjaustytas

1 arbatinis šaukštelis košerinės druskos

Šviežiai malti baltieji pipirai

2 šaukštai. vandens

8 šaukštai aukščiausios kokybės pirmojo spaudimo alyvuogių aliejaus

2 kūno svoris nuplautų raudonųjų salierų

3 lauro lapai

6 šaukštai juodojo acto

2 askaloniniai česnakai, nulupti, supjaustyti išilgai ketvirčiais, plonais griežinėliais

2 šaukštai. švelnios Dižono garstyčios

1 valgomasis šaukštas. pjaustytų kaparėlių

1 arbatinis šaukštelis kaparėlių skysčio

1 nedidelis estragono ryšelis, susmulkintas

metodas

Laiškinius svogūnus ir laiškinius česnakus sutrinkite trintuvu. Įberkite druskos pagal skonį. Įpilkite vandens ir išmaišykite. Užpilkite 5 valg. aukščiausios kokybės pirmojo spaudimo alyvuogių aliejaus lėtai per maišytuvo viršų ir maišykite iki vientisos masės. Salierą išvirkite puode su vandeniu, sumažinkite temperatūrą ir leiskite lėtai virti. Pagardinkite vandenį trupučiu druskos ir suberkite lauro lapus. Troškinkite salierą, kol jis suminkštės, pradurtas peilio galiuku, apie 20 minučių.

Sumaišykite juodąjį actą, askaloninius česnakus, garstyčias, kaparėlius ir peletrūną pakankamai dideliame dubenyje, kad tilptų salierai. Įmaišykite likusį aukščiausios kokybės pirmojo spaudimo alyvuogių aliejų. Salierą nusausinkite ir lauro lapą išmeskite.

Sudėkite salierą į dubenį ir atsargiai sutrinkite šakutės galiukais. Atsargiai pagardinkite padažu ir natriu ir gerai išmaišykite. Užbaikite suberkite laiškinius svogūnus ir aukščiausios kokybės pirmojo spaudimo alyvuogių aliejaus mišinį. Gerai ismaisyti. Iki patiekimo laikykite įkaitintą iki 70 laipsnių.

Mėgautis!

Skrudintų kukurūzų salotos

Ingridientai

3 burbuolės saldžiųjų kukurūzų

1/2 puodelio supjaustyto svogūno

1/2 puodelio supjaustytos paprikos

1/2 puodelio pjaustytų pomidorų

Druska, pagal skonį

Salotų padažui

2 šaukštai. Alyvuogių aliejus

2 šaukštai. Citrinos sulčių

2 arbatinius šaukštelius čili miltelių

metodas

Kukurūzų burbuoles reikia kepti ant vidutinės ugnies, kol šiek tiek apdegs. Iškepus kukurūzų burbuoles, būtina peilio pagalba išimti branduolius. Dabar paimkite dubenį ir sumaišykite branduolius, susmulkintą svogūną, pipirus ir pomidorus su druska, tada dubenį palikite į šalį. Dabar paruoškite salotų padažą sumaišydami alyvuogių aliejų, citrinos sultis ir čili miltelius, tada atvėsinkite. Prieš patiekdami užpilkite padažu ant salotų ir patiekite.

Mėgautis!

Kopūstų ir vynuogių salotos

Ingridientai

2 kopūstai, susmulkinti

2 puodeliai perpjautų žalių vynuogių

1/2 puodelio smulkiai pjaustytos kalendros

2 žalios paprikos, susmulkintos

Alyvuogių aliejus

2 šaukštai. Citrinos sulčių

2 arbatinius šaukštelius cukraus pudros

Druska ir pipirai, pagal skonį

metodas

Norėdami paruošti salotų padažą, į dubenį supilkite alyvuogių aliejų, citrinos sultis, cukrų, druską ir pipirus ir gerai išmaišykite, tada atšaldykite. Dabar sudėkite likusius ingredientus į kitą dubenį, gerai išmaišykite ir atidėkite. Prieš patiekiant salotas supilkite atvėsusį salotų padažą ir švelniai išmaišykite.

Mėgautis!

Citrusinių vaisių salotos

Ingridientai

1 puodelis pilno grūdo makaronų, virti

1/2 puodelio supjaustytos paprikos

1/2 puodelio morkų, blanširuotų ir susmulkintų

1 svogūnas, susmulkintas

1/2 puodelio apelsino, supjaustyto griežinėliais

1/2 puodelio saldžiųjų laimo skilčių

1 puodelis pupelių daigų

1 puodelis neriebios varškės

2-3 šaukštai. mėtų lapeliai

1 arbatinis šaukštelis garstyčių miltelių

2 šaukštai. Cukraus pudra

Druska, pagal skonį

metodas

Norėdami paruošti padažą, į dubenį suberkite varškę, mėtų lapelius, garstyčių miltelius, cukrų, druską ir gerai išmaišykite, kol cukrus ištirps.

Sumaišykite likusius ingredientus kitame dubenyje ir atidėkite pailsėti. Prieš patiekdami salotas, užpilkite padažu ir patiekite atšaldytą.

Mėgautis!

Vaisių ir salotų salotos

Ingridientai

2-3 salotų lapai, suplėšyti gabalėliais

1 papaja, susmulkinta

½ puodelio vynuogių

2 apelsinai

½ puodelio braškių

1 arbūzas

2 šaukštai. Citrinos sulčių

1 valgomasis šaukštas. Medus

1 arbatinis šaukštelis Raudonųjų čili dribsnių

metodas

Į dubenį sudėkite citrinos sultis, medų ir čili dribsnius ir gerai išmaišykite, tada atidėkite. Dabar sudėkite likusius ingredientus į kitą dubenį ir gerai išmaišykite. Prieš patiekdami į salotas įpilkite padažo ir patiekite iš karto.

Mėgautis!

Obuolių ir salotų salotos

Ingridientai

1/2 puodelio kantalupų tyrės

1 arbatinis šaukštelis skrudintų kmynų sėklų

1 arbatinis šaukštelis kalendros

Įberkite druskos ir pipirų pagal skonį

2-3 žalios salotos, supjaustytos gabalėliais

1 kopūstas, susmulkintas

1 morka, tarkuota

1 paprika, supjaustyta kubeliais

2 šaukštai. Citrinos sulčių

½ puodelio vynuogių, susmulkintų

2 obuoliai, susmulkinti

2 žali svogūnai, susmulkinti

metodas

Kopūstus, salotas, tarkuotas morkas ir pipirus suberkite į puodą ir užpilkite šaltu vandeniu, užvirinkite ir virkite, kol apskrus, tai gali užtrukti iki 30 min. Dabar juos nusausinkite, suriškite į audinį ir atvėsinkite. Dabar obuolius reikia paimti su citrinos sultimis į dubenį ir atvėsinti. Dabar sudėkite likusius ingredientus į dubenį ir gerai išmaišykite. Iš karto patiekite salotas.

Mėgautis!

Pupelių ir pipirų salotos

Ingridientai

1 puodelis pupelių, virtų

1 puodelis avinžirnių, mirkyti ir virti

Alyvuogių aliejus

2 svogūnai, susmulkinti

1 arbatinis šaukštelis kalendros, susmulkintos

1 paprika

2 šaukštai. Citrinos sulčių

1 arbatinis šaukštelis čili miltelių

Druska

metodas

Pipirą reikia persmeigti šakute, aptepti aliejumi ir kepti ant silpnos ugnies.

Dabar pamirkykite pipirus šaltame vandenyje, tada pašalinkite apdegusią odą ir supjaustykite juos griežinėliais. Likusius ingredientus sumaišykite su paprika ir gerai išmaišykite. Prieš patiekdami atvėsinkite valandą ar ilgiau.

Mėgautis!!

Morkų ir datulių salotos

Ingridientai

1 ½ stiklinės morkų, tarkuotų

1 salotos galva

2 šaukštai. migdolai, pakepinti ir susmulkinti

Medaus ir citrinos padažas

metodas

Sutarkuotą morką suberkite į puodą su šaltu vandeniu ir palikite apie 10 minučių, tada nusausinkite. Dabar tą patį reikėtų pakartoti su salotos galva. Dabar morkas ir salotas su kitais ingredientais sudėkite į dubenį ir prieš patiekdami atvėsinkite. Patiekite salotas apibarstę skrudintais ir smulkintais migdolais.

Mėgautis!!

Kreminis pipirų salotų padažas

Ingridientai

2 puodeliai majonezo

1/2 puodelio pieno

Vanduo

2 šaukštai. obuolių sidro actas

2 šaukštai. Citrinos sulčių

2 šaukštai. parmezano sūris

Druska

Šiek tiek aitriųjų pipirų padažo

Šiek tiek Worcestershire padažo

metodas

Paimkite didelį dubenį, sudėkite į jį visus ingredientus ir gerai išmaišykite, kad neliktų gumuliukų. Kai mišinys įgaus norimą kreminę konsistenciją, supilkite jį į šviežių vaisių ir daržovių salotas ir tada salotos su padažu yra paruoštos patiekti. Šis kreminis ir aštrus pipirų užpilas ne tik puikiai dera su salotomis, bet ir gali būti patiekiamas su vištiena, mėsainiais ir sumuštiniais.

Mėgautis!

Havajų salotos

Ingridientai

Apelsinų padažui

šaukštas kukurūzų miltų

Apie puodelį apelsinų moliūgų

1/2 puodelio apelsinų sulčių

Cinamono milteliai

Dėl salotų

5-6 lapeliai žalių salotų

1 kubeliais pjaustytas ananasas

2 bananai, kubeliais

1 agurkas, supjaustytas kubeliais

2 pomidorai

2 apelsinai, supjaustyti griežinėliais

4 juodos datulės

Druska, pagal skonį

metodas

Norėdami paruošti salotų padažą, paimkite dubenį ir kukurūzų miltus sumaišykite su apelsinų sultimis, tada į dubenį suberkite apelsinų moliūgą ir virkite, kol padažo tekstūra sutirštės. Tada į dubenį suberkite cinamono miltelius ir čili miltelius ir kelias valandas atvėsinkite. Tada paruoškite salotas, sudėkite salotų lapus į dubenį ir užpilkite vandeniu apie 15 minučių.

Dabar pjaustytus pomidorus reikia sudėti į dubenį su ananaso, obuolio, banano gabalėliais, agurkais ir apelsinų gabalėliais su druska pagal skonį ir gerai išmaišyti. Dabar pridėkite jį prie salotų lapų, tada prieš patiekdami užpilkite atvėsusiu padažu ant salotų.

Mėgautis!!

Skrudintų kukurūzų salotos

Ingridientai

Saldžiųjų kukurūzų burbuolių pakuotė

1/2 puodelio supjaustyto svogūno

1/2 puodelio supjaustytos paprikos

1/2 puodelio pjaustytų pomidorų

Druska, pagal skonį

Salotų padažui

Alyvuogių aliejus

Citrinos sulčių

Čili milteliai

metodas

Kukurūzų burbuoles reikia skrudinti ant vidutinės ugnies, kol šiek tiek apdegs, iškepus kukurūzų burbuoles nuimti grūdų peilio pagalba. Dabar paimkite dubenį ir sumaišykite branduolius, susmulkintą svogūną, pipirus ir pomidorus su druska, tada dubenį palikite į šalį. Dabar paruoškite salotų padažą sumaišydami alyvuogių aliejų, citrinos sultis ir čili miltelius, tada atvėsinkite. Prieš patiekdami užpilkite padažu ant salotų ir patiekite.

Mėgautis!

Kopūstų ir vynuogių salotos

Ingridientai

1 kopūsto galva, susmulkinta

Apie 2 puodelius perpjautų žalių vynuogių

1/2 puodelio smulkiai pjaustytos kalendros

3 žalios paprikos, susmulkintos

Alyvuogių aliejus

Citrinų sultys, pagal skonį

Cukraus pudra, pagal skonį

Druska ir pipirai, pagal skonį

metodas

Norėdami paruošti salotų padažą, į dubenį supilkite alyvuogių aliejų, citrinos sultis, cukrų, druską ir pipirus ir gerai išmaišykite, tada atšaldykite. Dabar sudėkite likusius ingredientus į kitą dubenį ir palikite nuošalyje. Prieš patiekiant salotas supilkite atvėsusį salotų padažą ir švelniai išmaišykite.

Mėgautis!!

Citrusinių vaisių salotos

Ingridientai

Apie puodelį virtų pilno grūdo makaronų

1/2 puodelio supjaustytos paprikos

1/2 puodelio morkų, blanširuotų ir susmulkintų

Svogūnų laiškai. Susmulkinta

1/2 puodelio apelsinų, supjaustytų griežinėliais

1/2 puodelio saldžiųjų laimo skilčių

Puodelis pupelių daigų

Apie puodelį varškės, neriebaus

2-3 šaukštai. mėtų lapeliai

Garstyčių milteliai, pagal skonį

Cukraus pudra, pagal skonį

Druska

metodas

Norėdami paruošti padažą, į dubenį suberkite varškę, mėtų lapelius, garstyčių miltelius, cukrų, druską ir gerai išmaišykite. Dabar sumaišykite likusius ingredientus kitame dubenyje ir atidėkite pastovėti. Prieš patiekdami salotas, užpilkite padažu ir patiekite atšaldytą.

Mėgautis!!

Vaisių ir salotų salotos

Ingridientai

4 salotų lapai, suplėšyti gabalėliais

1 papaja, susmulkinta

1 puodelis vynuogių

2 apelsinai

1 puodelis braškių

1 arbūzas

½ puodelio citrinos sulčių

1 arbatinis šaukštelis medaus

1 arbatinis šaukštelis Raudonųjų čili dribsnių

metodas

Į dubenį sudėkite citrinos sultis, medų ir čili dribsnius ir gerai išmaišykite, tada atidėkite. Dabar sudėkite likusius ingredientus į kitą dubenį ir gerai išmaišykite. Prieš patiekiant į salotas įpilkite padažo.

Mėgautis!

Kario vištienos salotos

Ingridientai

2 Vištienos krūtinėlės be odos ir kaulų, išvirtos ir perpjautos pusiau

3-4 saliero stiebeliai, susmulkinti

1/2 puodelio neriebaus majonezo

2-3 arbatinius šaukštelius. kario milteliai

metodas

Išvirusią vištienos krūtinėlę be kaulų ir odos su kitais ingredientais, salierais, neriebiu majonezu ir kariu sudėkite į vidutinio dydžio dubenį ir gerai išmaišykite. Taip šis skanus ir paprastas receptas yra paruoštas patiekti. Šias salotas galima naudoti kaip sumuštinių įdarą su salotomis ant duonos.

Mėgautis!!

Braškių špinatų salotos

Ingridientai

2 arbatiniai šaukšteliai sezamo

2 arbatiniai šaukšteliai aguonų

2 arbatinius šaukštelius baltojo cukraus

Alyvuogių aliejus

2 arbatiniai šaukšteliai paprikos

2 arbatinius šaukštelius baltojo acto

2 arbatiniai šaukšteliai Worcestershire padažo

Svogūnai, susmulkinti

Špinatus nuplaukite ir supjaustykite gabalėliais

Ketvirtadalis litro braškių, supjaustytų gabalėliais

Mažiau nei puodelis migdolų, pasidabruotų ir blanširuotų

metodas

Paimkite vidutinio dydžio dubenį; sumaišykite aguonas, sezamo sėklas, cukrų, alyvuogių aliejų, actą ir papriką kartu su Vusterio padažu ir svogūnu. Juos gerai išmaišykite ir uždengę šaldykite bent valandą. Paimkite kitą dubenį ir sumaišykite špinatus, braškes ir migdolus, tada supilkite į jį žolelių mišinį ir prieš patiekdami atvėsinkite salotas mažiausiai 15 minučių.

Mėgautis!

Saldžios restorano salotos

Ingridientai

16 uncijų maišelis kopūstų salotų mišinio

1 svogūnas, supjaustytas kubeliais

Mažiau nei puodelis kreminio salotų padažo

Daržovių aliejus

1/2 stiklinės baltojo cukraus

Druska

Mawseed

baltas actas

metodas

Paimkite didelį dubenį; sumaišykite kopūstų salotų mišinį ir svogūną. Dabar paimkite kitą dubenį ir sumaišykite salotų padažą, augalinį aliejų, actą, cukrų, druską ir aguonas. Gerai jas išmaišę supilkite mišinį į kopūstų salotų mišinį ir gerai uždenkite. Prieš patiekdami gardžias salotas bent valandą ar dvi atvėsinkite šaldytuve.

Mėgautis!

Klasikinės makaronų salotos

Ingridientai

4 puodeliai laktaninių makaronų, nevirti

1 puodelis majonezo

Mažiau nei puodelis distiliuoto baltojo acto

1 puodelis baltojo cukraus

1 arbatinis šaukštelis geltonųjų garstyčių

Druska

Juodieji pipirai, malti

Svogūnai didelio dydžio, smulkiai pjaustyti

Apie puodelį morkų, tarkuotų

2-3 saliero stiebeliai

2 pipirai, supjaustyti

metodas

Paimkite didelį puodą, supilkite į jį pasūdytą vandenį ir užvirinkite, suberkite į jį makaronus ir išvirkite, tada leiskite atvėsti apie 10 minučių ir nukoškite. Dabar paimkite didelį dubenį, įpilkite acto, majonezo, cukraus, acto, garstyčių, druskos ir pipirų ir gerai išmaišykite. Kai gerai išmaišysite, suberkite salierą, žaliuosius pipirus, pipirus, morkas ir makaronus ir vėl gerai išmaišykite. Gerai sumaišę visus ingredientus, prieš patiekdami skanias salotas palikite šaldytuve bent 4-5 valandoms.

Mėgautis!

Rokforo kriaušių salotos

Ingridientai

Salotos, supjaustytos gabalėliais

Apie 3-4 kriaušes, nuluptas ir susmulkintas

Rokforo sūrio skardinė, susmulkinta arba susmulkinta

Žalias svogūnas, supjaustytas griežinėliais

Apie puodelį baltojo cukraus

1/2 skardinės pekano riešutų

Alyvuogių aliejus

2 arbatinius šaukštelius juodojo vyno acto

Garstyčios, pagal skonį

Česnako skiltelė

Druska ir juodieji pipirai, pagal skonį

metodas

Paimkite keptuvę ir įkaitinkite aliejų ant vidutinės ugnies, tada sumaišykite cukrų su pekano riešutais ir nuolat maišykite, kol cukrus ištirps ir pekano riešutai karamelizuosis, tada palikite atvėsti. Dabar paimkite kitą dubenį, įpilkite aliejaus, acto, cukraus, garstyčių, česnako, druskos ir juodųjų pipirų ir gerai išmaišykite. Dabar dubenyje sumaišykite salotas, kriaušes ir mėlynąjį sūrį, avokadą ir žaliąjį svogūną, tada įpilkite padažo mišinio, tada pabarstykite karamelizuotomis pekano riešutais ir patiekite.

Mėgautis!!

Barbės tuno salotos

Ingridientai

Skardinė baltojo tuno

½ puodelio majonezo

šaukšto parmezano sūrio

Saldus marinuotas agurkas pagal skonį

Svogūnų laiškai, pagal skonį

Kario milteliai, pagal skonį

Sausos petražolės, pagal skonį

Krapų žolė, džiovinta, pagal skonį

Česnako milteliai, pagal skonį

metodas

Paimkite dubenį ir sudėkite į jį visus ingredientus ir gerai išmaišykite. Prieš patiekdami palikite juos valandą atvėsti.

Mėgautis!!

Šventinės vištienos salotos

Ingridientai

1 svaras vištienos, virta

Puodelis majonezo

šaukštelis paprikos

Apie du puodelius džiovintų spanguolių

2 žalieji svogūnai, smulkiai pjaustyti

2 maltos žaliosios paprikos

Puodelis kapotų graikinių riešutų

Druska ir juodieji pipirai, pagal skonį

metodas

Paimkite vidutinio dydžio dubenį, sumaišykite majonezą, papriką, pagal skonį pasūdykite ir, jei reikia, įberkite druskos. Dabar paimkite spanguoles, salierus, pipirus, svogūnus ir graikinius riešutus ir gerai išmaišykite. Dabar sudėkite virtą vištieną ir vėl gerai išmaišykite. Pagardinkite juos pagal skonį ir, jei reikia, įberkite maltų juodųjų pipirų. Prieš patiekdami palikite atvėsti bent valandą.

Mėgautis!!

Meksikos pupelių salotos

Ingridientai

Juodųjų pupelių skardinė

Skardinė pupelių

Cannellini pupelių skardinė

2 žalios paprikos, susmulkintos

2 raudonos paprikos

Šaldytų kukurūzų branduolių pakuotė

1 raudonasis svogūnas, smulkiai pjaustytas

Alyvuogių aliejus

1 valgomasis šaukštas. Juodojo vyno actas

½ puodelio citrinos sulčių

Druska

1 česnakas, susmulkintas

1 valgomasis šaukštas. Kalendra

1 arbatinis šaukštelis Kmynų, maltų

Juodasis pipiras

1 arbatinis šaukštelis Pipirų padažo

1 arbatinis šaukštelis čili miltelių

metodas

Paimkite dubenį ir sumaišykite pupeles, papriką, šaldytus kukurūzus ir raudonąjį svogūną. Dabar paimkite kitą nedidelį dubenį, sumaišykite aliejų, vyno actą, citrinos sultis, kalendrą, kmynus, juoduosius pipirus, tada pagal skonį pasūdykite ir įpilkite aštraus padažo su čili milteliais. Supilkite padažo mišinį ir gerai išmaišykite. Prieš patiekdami palikite juos atvėsti maždaug valandą ar dvi.

Mėgautis!!

Makaronų salotos su šonine

Ingridientai

Nevirtų trispalvių rotini makaronų skardinė

9-10 riekelių šoninės

Puodelis majonezo

Salotų padažo mišinys

1 arbatinis šaukštelis česnako miltelių

1 arbatinis šaukštelis česnakų pipirų

1/2 puodelio pieno

1 pomidoras, susmulkintas

Skardinė juodųjų alyvuogių

Puodelis čederio sūrio, susmulkinto

metodas

Į puodą supilkite pasūdytą vandenį ir užvirinkite. Virkite jame makaronus, kol jie suminkštės, maždaug 8 minutes. Dabar paimkite keptuvę ir įkaitinkite keptuvėje aliejų ir jame apkepkite šoninę, o kai iškeps, nusausinkite ir supjaustykite. Paimkite kitą dubenį ir sudėkite į jį likusius ingredientus, tada sudėkite makaronus ir šoninę. Patiekite gerai išmaišius.

Mėgautis!!

Raudonųjų bulvių salotos

Ingridientai

4 jaunos raudonos bulvės, nuvalytos ir nuvalytos

2 kiaušiniai

Svaras lašinių

Svogūnai, smulkiai pjaustyti

Saliero stiebas susmulkintas

Apie 2 stiklines majonezo

Druska ir pipirai, pagal skonį

metodas

Į puodą supilkite pasūdytą vandenį ir užvirinkite, tada į puodą suberkite naujas bulves ir virkite apie 15 minučių, kol suminkštės. Tada nusausinkite bulves ir leiskite joms atvėsti. Dabar įmuškite kiaušinius į keptuvę ir užpilkite šaltu vandeniu, tada užvirinkite vandenį, tada nukelkite keptuvę nuo ugnies ir atidėkite į šalį. Dabar kepkite šoninę, nusausinkite ir atidėkite į šalį. Dabar sudėkite ingredientus su bulvėmis ir šonine ir gerai išmaišykite. Atvėsinkite ir patiekite.

Mėgautis!!

Juodųjų pupelių ir kuskuso salotos

Ingridientai

Puodelis kuskuso, nevirtas

Apie du puodelius vištienos sultinio

Alyvuogių aliejus

2-3 šaukštai. Žaliųjų citrinų sultys

2-3 šaukštai. Juodojo vyno actas

Kim

2 žali svogūnai, susmulkinti

1 raudona paprika, susmulkinta

Kalendra, šviežiai pjaustyta

Puodelis šaldytų kukurūzų branduolių

Dvi skardinės juodųjų pupelių

Druska ir pipirai, pagal skonį

metodas

Vištienos sriubą užvirinkite, tada įmaišykite kuskusą ir virkite uždengę puodą ir palikdami nuošalyje. Dabar sumaišykite alyvuogių aliejų, žaliosios citrinos sultis, actą ir kmynus, tada suberkite svogūną, pipirus, kalendrą, kukurūzus, pupeles ir sudėkite kailį. Dabar sumaišykite visus ingredientus ir prieš patiekdami palikite kelias valandas atvėsti.

Mėgautis!!

Graikiškos vištienos salotos

Ingridientai

2 puodeliai virtos vištienos

1/2 puodelio morkų, supjaustytų griežinėliais

1/2 stiklinės agurkų

Apie puodelį kapotų juodųjų alyvuogių

Apie puodelį fetos sūrio, susmulkinto arba sutrupinto

Itališko stiliaus salotų padažas

metodas

Paimkite didelį dubenį, sudėkite iškeptą vištieną, morkas, agurką, alyvuoges ir sūrį ir gerai išmaišykite. Dabar supilkite salotų padažo mišinį ir vėl gerai išmaišykite. Dabar dubenį atvėsinkite uždengdami. Patiekite atvėsusius.

Mėgautis!!

Fantastiškos vištienos salotos

Ingridientai

½ puodelio majonezo

2 šaukštai. obuolių sidro actas

1 česnakas, susmulkintas

1 arbatinis šaukštelis Švieži krapai, smulkiai pjaustyti

Pusė svaro virtos vištienos krūtinėlės be odos ir be kaulų

½ puodelio fetos sūrio, supjaustyto

1 raudona paprika

metodas

Majonezą, actą, česnaką ir krapus gerai išmaišykite ir palikite šaldytuve bent 6-7 valandoms arba per naktį. Dabar sumaišykite vištieną, papriką ir sūrį, tada leiskite atvėsti keletą valandų, tada patiekite sveikų ir skanių salotų.

Mėgautis!!

Vaisių kario vištienos salotos

Ingridientai

4-5 vištienos krūtinėlės, virtos

Saliero stiebas susmulkintas

Žalias svogūnas

Apie puodelį auksinių razinų

Nuluptas ir supjaustytas obuolys

Pekano riešutai, skrudinti

Žalios vynuogės, išsėtos ir perpjautos pusiau

kario milteliai

Puodelis neriebaus majonezo

metodas

Paimkite didelį dubenį ir sudėkite į jį visus ingredientus, tokius kaip salierai, svogūnai, razinos, griežinėliais pjaustyti obuoliai, skrudinti pekano riešutai, žalios vynuogės be kauliukų su kario milteliais ir majonezu ir gerai išmaišykite. Kai jie gerai susimaišys, leiskite jiems keletą minučių pailsėti, o tada patiekite skanias ir sveikas vištienos salotas.

Mėgautis!!

Nuostabios vištienos kario salotos

Ingridientai

Apie 4-5 vištienos krūtinėlės be odos ir kaulų, perpjautos per pusę

Puodelis majonezo

Apie puodelį ajvaro

Šaukštelis kario miltelių

Apie arbatinį šaukštelį. pipirų

Pekano riešutai, maždaug puodelis, susmulkinti

Puodelis vynuogių su sėklomis ir per pusę

1/2 puodelio svogūno, smulkiai supjaustyto

metodas

Paimkite didelį indą, jame apie 10 minučių kepkite vištienos krūtinėlę ir kai ji iškeps, šakute suplėšykite gabalėliais. Tada nusausinkite juos ir leiskite atvėsti. Dabar paimkite kitą dubenį, įpilkite majonezo, ajvaro, kario miltelių, pipirų ir išmaišykite. Tada į mišinį įmaišykite virtą ir susmulkintą vištienos krūtinėlę, tada suberkite pekano riešutus, kario miltelius ir pipirus. Prieš patiekdami salotas keletą valandų atvėsinkite šaldytuve. Šios salotos yra idealus pasirinkimas prie mėsainių ir sumuštinių.

Mėgautis!

Aštrios morkų salotos

Ingridientai

2 morkos, susmulkintos

1 česnakas, susmulkintas

Apie puodelį vandens 2-3 valg. Citrinos sulčių

Alyvuogių aliejus

Druska, pagal skonį

Pipirai, pagal skonį

Raudonųjų pipirų dribsniai

Petražolės, šviežios ir kapotos

metodas

Įdėkite morkas į mikrobangų krosnelę ir keletą minučių kepkite su smulkintu česnaku ir vandeniu. Išimkite iš mikrobangų krosnelės, kai morkos iškeps ir suminkštės. Tada nusausinkite morkas ir atidėkite į šalį. Dabar į morkų dubenį įpilkite citrinos sulčių, alyvuogių aliejaus, pipirų dribsnių, druskos ir petražolių ir gerai išmaišykite. Leiskite atvėsti keletą valandų, tada aštrios, skanios salotos paruoštos patiekti.

Mėgautis!!

Azijos obuolių salotos

Ingridientai

2-3 arbatinius šaukštelius. Ryžių actas 2-3 šaukštai. Žaliųjų citrinų sultys

Druska, pagal skonį

Cukrus

1 arbatinis šaukštelis žuvies padažo

1 julienned jicama

1 obuolys, susmulkintas

2 svogūnai, smulkiai pjaustyti

Mėtų

metodas

Ryžių actą, druską, cukrų, laimo sultis ir žuvies padažą reikia gerai išmaišyti vidutinio dydžio dubenyje. Kai jie gerai susimaišys, dubenyje sumaišykite julienned jicama su smulkintais obuoliais ir gerai išmaišykite. Tada suberiame laiškinio laiško ir mėtų gabalėlius ir išmaišome. Prieš patiekdami salotas su sumuštiniu ar mėsainiu, leiskite šiek tiek atvėsti.

Mėgautis!!

Cukinijų ir orzo salotos

Ingridientai

1 cukinija

2 laiškiniai svogūnai, susmulkinti

1 geltonasis moliūgas

Alyvuogių aliejus

Skardinė iš virtos orzo

Krapai

Petražolės

½ puodelio ožkos sūrio, supjaustyto

Pipirai ir druska, pagal skonį

metodas

Alyvuogių aliejuje ant vidutinės ugnies troškinamos cukinijos, susmulkinti svogūnai ir geltonosios cukinijos. Kepkite juos keletą minučių, kol suminkštės. Dabar perkelkite juos į dubenį, į dubenį supilkite virtą orzo, petražoles, tarkuotą ožkos sūrį, krapus, druską ir pipirus ir vėl išmaišykite.

Prieš patiekdami salotas keletą valandų atvėsinkite.

Mėgautis!!

Vandens rėžiukų vaisių salotos

Ingridientai

1 arbūzas supjaustytas kubeliais

2 Persikai, supjaustyti griežinėliais

1 ryšulėlis rėžių

Alyvuogių aliejus

½ puodelio citrinos sulčių

Druska, pagal skonį

Pipirai, pagal skonį

metodas

Į vidutinio dydžio dubenį sudėkite arbūzo kubelius ir persikų žiedus kartu su rėžiukais ir apšlakstykite alyvuogių aliejumi bei laimo sultimis. Tada pagardinkite juos pagal skonį ir, jei reikia, įberkite druskos ir pipirų. Kai visi ingredientai lengvai ir tinkamai susimaišys, atidėkite į šalį arba galite kelioms valandoms palikti šaldytuve, tada skanios ir sveikos vaisių salotos yra paruoštos patiekti.

Mėgautis!!

Cezario salotos

Ingridientai

3 česnako skiltelės, susmulkintos

3 ančiuviai

½ puodelio citrinos sulčių

1 arbatinis šaukštelis Worcestershire padažo

Alyvuogių aliejus

Kiaušinio trynys

1 Romaine galva

½ puodelio parmezano sūrio, susmulkinto

Skrebučiai

metodas

Susmulkintas česnako skilteles sutrinkite su ančiuviais ir citrinos sultimis, tada įpilkite Vusterio padažo su druska, pipirais ir kiaušinio tryniu ir vėl plakite iki vientisos masės. Šį maišymą reikia atlikti maišytuvu mažu greičiu, dabar lėtai ir palaipsniui įpilkite alyvuogių aliejaus, o tada supilkite romaną. Tada palikite mišinį kurį laiką. Patiekite salotas su parmezano ir skrebučio padažu.

Mėgautis!!

Vištienos mango salotos

Ingridientai

2 Vištienos krūtinėlės, be kaulų, supjaustytos gabalėliais

Mesclun linkėjimai

2 kubeliais pjaustyti mangai

¼ puodelio citrinos sulčių

1 arbatinis šaukštelis imbiero, tarkuoto

2 arbatinius šaukštelius medaus

Alyvuogių aliejus

metodas

Dubenyje reikia išplakti citrinos sultis ir medų, įpilti tarkuoto imbiero ir alyvuogių aliejaus. Gerai sumaišę ingredientus dubenyje, atidėkite į šalį. Tada vištieną apkepkite ant grotelių ir leiskite atvėsti, o atvėsusią supjaustykite kubeliais, į kuriuos būtų patogu įkąsti. Tada sudėkite vištieną į dubenį ir gerai sumaišykite su žalumynais ir mangu. Gerai sumaišę visus ingredientus palikite atvėsti ir patiekite skanias ir įdomias salotas.

Mėgautis!!

Apelsinų salotos su mocarela

Ingridientai

2-3 apelsinai, supjaustyti griežinėliais

Mocarela

Švieži baziliko lapeliai, suplėšyti gabalėliais

Alyvuogių aliejus

Druska, pagal skonį

Pipirai, pagal skonį

metodas

Mocarelos ir apelsino skilteles sumaišykite su šviežiais plėšytais baziliko lapeliais. Gerai išmaišę mišinį apšlakstykite alyvuogių aliejumi ir pagardinkite pagal pageidavimą. Tada, jei reikia, įberkite druskos ir pipirų pagal skonį.

Prieš patiekdami palikite salotas kelias valandas atvėsti, nes taip salotoms suteiksite reikiamų skonių.

Mėgautis!!

Trijų pupelių salotos

Ingridientai

1/2 puodelio obuolių sidro acto

Apie puodelį cukraus

Puodelis augalinio aliejaus

Druska, pagal skonį

½ puodelio šparaginių pupelių

½ puodelio vaško pupelių

½ puodelio pupelių

2 galvos smulkiai pjaustytų raudonųjų svogūnų

Druska ir pipirai, pagal skonį

Petražolių lapeliai

metodas

Į puodą supilkite obuolių sidro actą su augaliniu aliejumi, cukrumi ir druska ir užvirinkite, tada suberkite šparagines pupeles su supjaustytu raudonuoju svogūnu ir marinuokite bent valandą. Po valandos pasūdykite pagal skonį, pasūdykite, įberkite pipirų ir patiekite su šviežiomis petražolėmis.

Mėgautis!!

Miso tofu salotos

Ingridientai

1 arbatinis šaukštelis imbiero, smulkiai supjaustyto

3-4 šaukštai. iš miso

Vanduo

1 valgomasis šaukštas. ryžių vyno actas

1 arbatinis šaukštelis sojos padažo

1 arbatinis šaukštelis čili pastos

1/2 puodelio žemės riešutų aliejaus

Jauni špinatai, susmulkinti

½ puodelio tofu, supjaustyto gabalėliais

metodas

Susmulkintą imbierą reikia sutrinti su miso, vandeniu, ryžių vyno actu, sojos padažu ir čili pasta. Tada šį mišinį reikia sumaišyti su puse puodelio žemės riešutų aliejaus. Kai jie gerai susimaišys, suberkite kubeliais pjaustytą tofu ir smulkintus špinatus. Atvėsinkite ir patiekite.

Mėgautis!!

Japoniškų ridikėlių salotos

Ingridientai

1 arbūzas, supjaustytas griežinėliais

1 ridikas, supjaustytas

1 pavasario svogūnas

1 virtinė linkėjimų kūdikiams

Mirin

1 arbatinis šaukštelis Ryžių vyno actas

1 arbatinis šaukštelis sojos padažo

1 arbatinis šaukštelis imbiero, tarkuoto

Druska

Sezamų aliejus

Daržovių aliejus

metodas

Arbūzą, ridikėlį su svogūnais ir žalumynais sudėkite į dubenį ir atidėkite.

Dabar paimkite kitą dubenį, įpilkite mirino, acto, druskos, tarkuoto imbiero, sojos padažo su sezamo aliejumi ir augaliniu aliejumi, tada gerai išmaišykite.

Kai ingredientai dubenyje gerai susimaišys, šiuo mišiniu paskleiskite dubenį su arbūzais ir ridikėliais. Tai tokios įdomios, bet labai skanios salotos, paruoštos patiekti.

Mėgautis!!

Pietvakarių Kobas

Ingridientai

1 puodelis majonezo

1 puodelis pasukų

1 arbatinis šaukštelis karšto Worcestershire padažo

1 arbatinis šaukštelis kalendros

3 laiškiniai svogūnai

1 valgomasis šaukštas. Apelsino žievelė

1 česnakas, susmulkintas

1 Romaine galva

1 avokadas, supjaustytas kubeliais

Jicama

½ puodelio aštraus sūrio, susmulkinto arba susmulkinto

2 apelsinai, supjaustyti griežinėliais

Druska, pagal skonį

metodas

Majonezą ir pasukas reikia sutrinti su karštu Vusterio padažu, svogūnais, apelsinų žievelėmis, kalendra, smulkintu česnaku ir druska. Dabar paimkite kitą dubenį ir sumaišykite romaną, avokadą ir jicama su apelsinais ir tarkuotu sūriu. Dabar užpilkite pasukų tyrę ant dubenėlio su apelsinais ir prieš patiekdami atidėkite į šalį, kad salotos įgautų tikrąjį skonį.

Mėgautis!!

Makaronai Caprese

Ingridientai

1 pakelis Fusilli

1 stiklinė mocarelos, supjaustyta kubeliais

2 pomidorai, be kauliukų ir supjaustyti

Švieži baziliko lapeliai

¼ puodelio skrudintų pušies riešutų

1 česnakas, susmulkintas

Druska ir pipirai, pagal skonį

metodas

Apkepkite kotletus pagal instrukcijas, tada atidėkite atvėsti. Atvėsusį sumaišykite su mocarela, pomidorais, pakepintais kedriniais riešutais, smulkintu česnaku ir baziliko lapeliais ir pagardinkite pagal skonį, o jei norite, įberkite druskos ir pipirų. Atidėkite visą salotų mišinį, kad atvėstų, tada patiekite su sumuštiniais, mėsainiais ar bet kokiu patiekalu.

Mėgautis!!

Rūkyto upėtakio salotos

Ingridientai

2 šaukštai. obuolių sidro actas

Alyvuogių aliejus

2 susmulkinti svogūnai

1 arbatinis šaukštelis krienų

1 arbatinis šaukštelis Dižono garstyčių

1 arbatinis šaukštelis medaus

Druska ir pipirai, pagal skonį

1 skardinė Rūkytas upėtakis, lakštuose

2 obuoliai, supjaustyti griežinėliais

2 burokėliai, supjaustyti

rukola

metodas

Paimkite didelį dubenį ir sudėkite dribsnius rūkytą upėtakį su obuoliais, burokėliais ir rukola, tada dubenį atidėkite į šalį. Dabar paimkite kitą dubenį ir sumaišykite obuolių sidro actą, alyvuogių aliejų, krienus, maltus šalotinius česnakus, medų ir Dižono garstyčias, tada pagardinkite mišinį pagal skonį, tada pagal skonį įberkite druskos ir pipirų. Dabar paimkite šį mišinį ir supilkite į dubenį su obuoliais ir gerai išmaišykite, tada patiekite salotas.

Mėgautis!!

Kiaušinių salotos su pupelėmis

Ingridientai

1 puodelis šparaginių pupelių, blanširuotų

2 ridikėliai, supjaustyti griežinėliais

2 kiaušiniai

Alyvuogių aliejus

Druska ir pipirai, pagal skonį

metodas

Šveicarišką mangoldą pirmiausia išvirkite kiaušiniuose, tada sumaišykite su blanširuotomis šparaginėmis pupelėmis ir griežinėliais pjaustytais ridikėliais. Juos gerai išmaišykite, tada apšlakstykite alyvuogių aliejumi ir pagal skonį druskos bei pipirų. Kai visi ingredientai gerai sumaišomi, atidėkite ir atvėsinkite. Kai mišinys atvės, salotos yra paruoštos patiekti.

Mėgautis!!

Ambrosijos salotos

Ingridientai

1 puodelis kokoso pieno

2-3 griežinėliai apelsino žievelės

Keli lašai vanilės esencijos

1 puodelis vynuogių, supjaustytų

2 mandarinai, supjaustyti griežinėliais

2 obuoliai, supjaustyti griežinėliais

1 kokosas, tarkuotas ir paskrudintas

10-12 maltų graikinių riešutų

metodas

Paimkite vidutinio dydžio dubenį ir sumaišykite kokosų pieną, apelsino žievelę ir vanilės esenciją. Kai gerai išplaka, suberiame griežinėliais pjaustytą mandariną su griežinėliais pjaustytais obuoliais ir vynuogėmis. Gerai sumaišę visus ingredientus, prieš patiekdami skanias salotas, valandą ar dvi atvėsinkite šaldytuve. Kai salotos atvės, patiekite salotas su sumuštiniu ar mėsainiais.

Mėgautis!!

Pleištinės salotos

Ingridientai

Puodelis majonezo

Puodelis mėlynojo sūrio

1/2 puodelio pasukų

askaloniniai česnakai

Citrinos žievelė

Worcestershire padažas

Šviežių petražolių lapelių

Ledkalnio pleištai

1 kiaušinis, kietai virtas

1 puodelis šoninės, sutrupintas

Druska ir pipirai, pagal skonį

metodas

Majonezas su pelėsiniu sūriu, pasukomis, askaloniniais česnakais, padažu, citrinos žievele ir petražolėmis turi būti sutrintas. Pagaminus tyrelę, pagal skonį pagardinkite ir, jei reikia, įberkite druskos ir pipirų pagal skonį. Dabar paimkite kitą dubenį ir įmeskite ledkalnio griežinėlius į kiaušinių mimozos dubenį, kad kiaušinių mimoza nudažytų kietai virtus kiaušinius per kiaurasamtį. Dabar užpilkite majonezo tyrę ant dubens su griežinėliais ir mimoza ir gerai išmaišykite. Patiekite salotas aptepdami šviežia šonine.

Mėgautis!!

Ispaniškos pimiento salotos

Ingridientai

3 laiškiniai svogūnai

4-5 alyvuogės

2 Pimientos

2 šaukštai. Šerio actas

1 galva rūkytos paprikos

1 Romaine galva

1 sauja migdolų

Česnako skiltelė

Duonos riekelės

metodas

Svogūnai kepami ant grotelių, o tada supjaustomi gabalėliais. Dabar paimkite kitą dubenį ir sudėkite pimiento ir alyvuoges su migdolais, rūkyta paprika, actu, romėnais ir ant grotelių keptais bei smulkintais svogūnais. Ingredientus gerai išmaišykite dubenyje ir atidėkite. Dabar duonos riekelės kepamos ant grotelių, o kai jos kepamos, ant jų užtepamos česnako skiltelės, o tada pimiento mišiniu užpilama iškepta duona.

Mėgautis!!

Mimozos salotos

Ingridientai

2 kiaušiniai, kietai virti

½ puodelio sviesto

1 salotos galva

Actas

Alyvuogių aliejus

Žolelės, susmulkintos

metodas

Paimkite vidutinio dydžio dubenį ir sumaišykite salotas, sviestą su actu, alyvuogių aliejumi ir kapotomis žolelėmis. Tinkamai sumaišę ingredientus dubenyje, palikite dubenį kuriam laikui. Tuo tarpu paruoškite mimozą. Norėdami paruošti mimozą, pirmiausia nulupkite kietai virtus kiaušinius, tada kiaurasamčio pagalba perkoškite kietai virtus kiaušinius ir kiaušinių mimoza yra paruošta. Dabar, prieš patiekdami skanias mimozos salotas, šaukštu uždėkite šią kiaušinių mimozą ant salotų dubenėlio.

Mėgautis!!

Klasikinis Valdorfas

Ingridientai

1/2 stiklinės majonezo

2-3 šaukštai. Grietinė

2 česnakai

2-3 šaukštai. Petražolės

1 citrinos žievelė ir sultys

Cukrus

2 obuoliai, susmulkinti

1 saliero stiebas, susmulkintas

Graikiniai riešutai

metodas

Paimkite dubenį ir išplakite majonezą, grietinę su laiškiniais česnakais, citrinos žievele ir sultimis, petražolėmis, pipirais ir cukrumi. Kai dubenyje esantys ingredientai bus tinkamai sumaišyti, atidėkite jį į šalį. Dabar paimkite kitą dubenį ir sudėkite į jį obuolius, kapotus salierus ir graikinius riešutus. Dabar paimkite majonezo mišinį ir sumaišykite jį su obuoliais ir salierais. Visus ingredientus gerai išmaišykite, dubenį atidėkite į šalį ir patiekite salotas.

Mėgautis!!

www.ingramcontent.com/pod-product-compliance
Lightning Source LLC
Chambersburg PA
CBHW071422080526
44587CB00014B/1715